아무 이상 없다는데
계속 아픈 당신에게

일러두기
이 책의 판매수익금은 모두 난치성 및 신경계 질환 환우를 돕는 데 사용됩니다.

아무 이상 없다는데

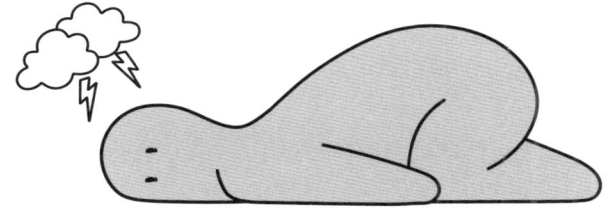

계속 아픈 당신에게

오민철 지음

21세기북스

들어가는 글

성격이 아니라
신경이 문제입니다

오늘도 출근을 위해 정신없이 아침을 시작한다. 버스나 지하철에서 이미 하루치 체력을 소모한 듯 피곤함이 밀려온다. 회사에 도착하자마자 쏟아지는 일, 사람들과의 크고 작은 갈등은 하루 종일 긴장을 놓지 못하게 만든다. 퇴근 후에는 밀린 집안일을 하다 늦게 잠자리에 눕는다. 그러고는 밤늦게까지 스마트폰을 들여다보다가 새벽녘이 되어서야 잠에 든다.

당신의 이야기 같은가? 위 이야기는 스트레스와 불규칙한 생활습관 속에서 살아가는 현대인의 평범한 하루다. 그러나 이런 일상을 반복하다 보면 어느 날 갑자기 이유 없는 증상이 나타나기 시작한다.

아침만 되면 속이 더부룩하고 입맛이 없고, 회의 중에는 심장이 두근거리고 손에 땀이 난다. 병원에 가서 위내시경, 심전도, 혈액검사 등 각종 검사를 받아봐도 모두 정상이라고 한다. 의사는 스트레스성 위장 장애라며 신경안정제를 처방하지만, 약을 먹으면 하루 종일 졸리기만 하고 때로는 약을 먹어도 큰 차이를 느끼지 못한다.

많은 사람이 이러한 증상의 뚜렷한 원인을 모르다 보니 그저 불편을 감내하며 살아간다. 일부는 자신의 성격이 예민해서 그렇다고 생각한다. 그러나 과연 예민한 성격이 문제일까?

자율신경이 문제다

우리는 살아가는 동안 많은 생리 현상을 경험한다. 심장은 쉬지 않고 뛰고, 숨을 쉬며, 음식을 소화하는 과정도 우리의 의지와 관계없이 자동으로 이루어진다. 이 모든 기능을 조절하는 것이 바로 '자율신경계'다.

자율신경계는 몸속에서 끊임없이 작용하며 생명을 유지하고 신체 균형을 조절하는 중요한 역할을 한다. 예를 들어 달리거나 계단을 오를 때는 심장이 빠르게 뛰면서 온몸에 혈액을 빠르게 공급한다. 날씨가 추우면 자연스럽게 몸이 떨리면서 체온을 높인다. 자율신경계가 체온을 일정하게 유지하기 위해 자동으로 작동한 결과다.

또 발표나 중요한 시험을 앞두고 손바닥에 땀이 나거나 심장이 두근거릴 수도 있다. 외부의 스트레스로 인해 자율신경계가 활성화되면서 몸이 위기 상황에 대비하기 때문이다.

현대 사회에서 우리는 과도한 스트레스를 경험한다. 이러한 환경적 요인은 자율신경계의 기능을 방해하고 몸의 균형을 무너뜨려 다양한 신체적·정신적 문제를 유발한다. 이를 '자율신경실조증'이라고 한다.

만약 알 수 없는 통증으로 내과와 외과를 전전하며 원인을 찾으려 애써보지만 약을 먹으면 그때뿐, 시간이 지나면 같은 증상이 계속해서 반복되는 경험을 한 적이 있다면 자율신경에 조금 더 주의를 기울일 필요가 있다.

자율신경실조증을 일상에서 관리하는 법

이 책에서는 자율신경실조증과 관련된 다양한 증상과 치료 방법을 다룬다. 우리가 일상에서 받는 스트레스가 과도하거나 만성화될 때, 자율신경계에 어떤 변화가 일어나고 그로 인해 어떤 증상들이 나타나는지에 대해 자세히 알아보고자 한다. 또한 병원 치료뿐만 아니라 일상에서 실천할 수 있는 생활습관과 자가 관리 방법도 함께 소개할 것이다.

먼저 1부에서는 보이지 않지만 모든 걸 조율하는 존재, 자율신경계를 소개한다. 이유를 알 수 없는 증상들의 배경에는 거의 대부분 자율신경이 있다.

2부에서는 감정의 파도처럼 출렁이는 자율신경의 흐름을 따라가며, 내 몸이 보내는 감정적 증상의 신호들을 살펴본다.

3부는 몸과 마음이 유난히 예민한 이들을 위한 안내다. 우리 몸과 마음에서 울리는 경보음을 살펴보고 신경계의 경고를 읽어본다. 마지막으로 부록에서는 자율신경 치료를 위한 실질적인 내용을 담았다.

나는 신경외과 전문의로서 지난 15년 동안 환자를 치료해

왔다. 자율신경 질환을 전문적으로 치료하는 의사로서 부족함을 느끼기도 하고 시행착오를 겪기도 하지만 그 경험을 통해 실질적인 치료법을 터득해왔다. 이 책도 단순한 의학 지식이 아니라 진료 경험과 연구를 바탕으로 실질적인 도움을 주는 처방이 될 수 있을 것이다.

혹시 자율신경의 문제로 인해 불편을 겪고 있거나 원인을 알 수 없는 증상으로 고민하고 있다면 이 책이 작은 도움이 되기를 바란다. 자율신경을 더 명확히 알고 관리하면서 더 나은 삶을 위한 길을 찾아보자.

2025년 오민철

차례

| 들어가는 글 | 성격이 아니라 신경이 문제입니다   4

1부 ⚡ 신경질난 신경

1장 : 내 몸의 보이지 않는 손, 자율신경계
스트레스와 자율신경의 연결고리   19
이유 없이 아프다? 자율신경실조증의 모든 것   29

2장 : 머리가 답답할 때
머리에 안개가 낀 것처럼 답답해요   39
만성피로가 일상이에요   45
잠들기가 너무 힘들어요   51

피곤해서 에너지드링크를 마시면 더 피곤해져요 57
귀에 문제가 없다는데 이명으로 고생하고 있어요 62

3장 : 세상의 모든 통증 백과
두통이 심해서 현기증까지 느껴요 69
두통이 일정한 주기로 반복돼요 76
왜 한쪽 머리만 아플까요? 82
눈이 너무 뻐근해요 86

2부 ⚡ 감정에도 홍조가 있다

1장 : 툭하면 가슴이 널뛰는 당신에게
툭하면 놀라고 가슴이 두근거려요 95
가슴이 답답하고 숨 쉬기 힘들어요 99
공황장애도 자율신경실조증인가요? 105

2장 : 얼굴이 빨개지는 것도 병

주목받으면 얼굴이 화끈거려서 괴로워요   113

척추 수술 후 홍조가 심해졌습니다   123

식은땀이 멈추지를 않아요   129

3부 ⚡ 몸과 마음이 예민한 사람들의 신경

1장 : 속이 문제인 줄 알았습니다

장이 예민해서 우울증까지 생겼어요   139

속이 더부룩하고 어지러워요   143

소화불량을 달고 살아요   148

2장 : 만져지지 않는 통증의 정체

양팔이 감전된 것처럼 아파요   155

대상포진 후 통증이 지속돼요   159

날씨가 추워지면 몸이 아파요	163
전신이 아픈데 병원에서는 문제가 없대요	169
두통과 현기증이 거북목 때문인가요?	175
자세와 피부 트러블이 관련 있나요?	179

3장 : 자율신경은 어디에나 있다

면역 시스템이 무너질 때 일어나는 반란	187
파킨슨병의 경고	190
탈모도 신경이 문제다	194
혀가 타들어가는 것 같아요	199
신경안정제를 언제까지 먹어야 할까요?	203

부록 ⚡ 자율신경의 회복
자가 관리와 병행하면 좋은 병원 치료

몸도 배터리처럼 충전이 필요하다   209
약 없이 자율신경 다스리는 법   214
신경에 잠시 쉼을 주는 주사 치료   221
뇌를 자극하는 TMS 치료   231
향기로 다스리는 아로마 치료   236
내 몸 안의 불로초, 줄기세포   240

| 나가는 글 | 250

1부

신경질난 신경

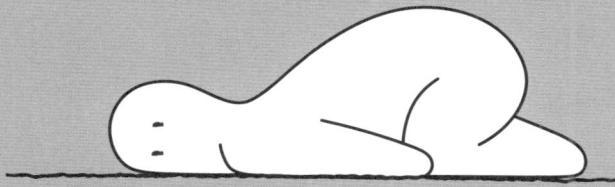

1장

내 몸의 보이지 않는 손, 자율신경계

스트레스와 자율신경의 연결고리

스트레스를 받으면 가슴이 답답해지는 이유

극심한 스트레스를 받은 후, 가슴이 철렁 내려앉거나 심장이 두근거리고 명치가 답답해진 적이 있는가? 이 때문에 내과에서 여러 검사를 해봤지만 '특별한 이상은 없다'라는 진단을 받은 적이 있는가?

비슷한 증상을 겪은 사람이 있었다. 그는 갑작스러운 가슴 두근거림과 답답함으로 병원을 찾았지만 심장에도 위장에도 문제가 없다는 진단을 받았다. 신경안정제와 위장약을 처방받아 복용해봐도 증상은 나아지지 않았다. 오히려 두통과 현기증, 어지럼증까지 생겨 걸을 때마다 휘청거리게 되었다.

어느 날부터는 앉았다가 일어날 때 어지러질한 기립성저혈압 증상이 나타나기 시작했다. 혹시 뇌에 문제가 있는 건 아닐까 걱정되어 신경과를 찾아 MRI 검사까지 받았다. 하지만 결과는 마찬가지였다.

"특별한 이상은 없습니다. 스트레스 때문일 거예요."

처방받은 신경안정제를 먹었지만, 부작용으로 인해 위장장애가 심해졌다. 위가 딱딱하게 굳는 느낌과 과민성 대장 증상이 반복되면서 점점 살이 빠지고 체력이 떨어졌다. 급기야 체온 조절이 잘되지 않아 식은땀이 나고, 추웠다가 더웠다가 하는 증상까지 나타났다. 밤이 되면 불면증이 심해지고 수면제를 처방받아도 숙면을 취하기 어려웠다.

이런 상황이 반복되자 그는 한의원에서 한약을 먹고 침 치료를 받아보았다. 하지만 원인을 알 수 없는 증상이 계속해서 나타났고, 결국 우울감과 불안감이 심해졌다. 가족과 친구들은 "검사상 아무 이상 없다는데 왜 이렇게 아프다고 하는 거야?"라며 이해하지 못했고, 그 말에 상처를 받아 점점 사람들과의 관계도 멀어졌다. 병원을 전전하며 다시 대학병원에서 정밀 검사를 받아봤지만, 여전히 "예민한 체질"이라는 답변뿐이었다. 그는 점점 바깥 활동을 하지 않게 되었고, 약은 늘어나지만 증상은 호전되지 않았다.

위 내용은 원인 불명의 증상으로 인해 삶이 피폐해지는 이들이 주로 겪는 이야기다. 이유 없이 온몸의 통증이 지속되지만 뚜렷한 진단을 내리지 못하는 경우, 자율신경실조증일 가능성이 크다. 지금부터 이에 대해 자세히 알아보자.

스트레스에 영향을 받는 자율신경계

우리는 정말 바쁘게 살아간다. 요즘 사람들에게 가장 익숙한 단어가 '스트레스'일 정도다. 하지만 스트레스가 꼭 나쁜 것만은 아니다. 적당한 스트레스는 오히려 긴장을 유지하게 도와주고 일에 집중할 수 있도록 활력을 주며 몸을 건강하게 유지하는 데도 도움이 된다.

문제는 스트레스가 너무 심하거나 오랫동안 계속될 때다. 이렇게 쌓인 스트레스는 우리 몸을 조금씩 지치게 하고 질병에 취약하게 만든다. 어르신들이 흔히 말하는 '화병'이나 '울화통' 같은 것들을 떠올리면 이해하기 쉬울 것이다.

이처럼 과도한 스트레스는 우리 몸의 신경계를 극도로 자극해 온몸의 장기에 부정적인 영향을 준다. 이때 말하는 신경계는 바로 '자율신경계'다.

예를 들어 긴장하면 배가 아프거나 화장실을 자주 가는 경우가 있지 않은가. 이것은 스트레스가 자율신경계를 자극해 소화 기능에 영향을 주기 때문이다.

그럼 자율신경계에 대해 더 자세히 알아보자. 우리 몸의 신경계는 크게 중추신경계와 말초신경계로 나눌 수 있다. 중추신경계는 인체의 중심에 있는 뇌와 척수를 말한다. 또 말초신경계는 중추신경계에서 나와서 전신의 구석구석 말초 부위까지 뻗어나가는 신경계를 말한다.

말초신경은 다시 두 부분으로 나뉜다. 하나는 팔, 다리 등의 근육을 의지대로 움직일 수 있게 하는 '체성신경'이다. 다른 하나는 심장, 폐, 위장 등을 우리 의지와 무관하게 움직이게 하는 '자율신경'이다.

　이 중 우리가 주목할 부분은 자율신경이다. 자율신경은 '자율'이라는 단어에서 알 수 있듯, 내가 의식하지 않아도 스스로 알아서 작동하는 신경을 말한다. 우리 몸은 내부 상태가 변하거나 외부에서 자극을 받을 때, 혈압을 조절하고, 숨을 쉬고, 음식을 소화하고, 호르몬을 분비하며, 체온을 맞추는 등의 반응을 스스로 조절한다. 우리가 따로 신경 쓰지 않아도 몸이 알아서 균형을 유지해 생명을 안전하게 지켜주는 중요한 역할을 하는 것이다.

　예를 들어 체온이 내려가면 교감신경이 발동된다. 그러면 피부에서 체온 손실을 막기 위해 근육이나 체표면 혈관들이 수축해서 체온을 올린다. 산소가 모자라서 몽롱하고 졸리는 상황에서는 하품을 통해 심호흡을 유발하여 산소의 흡입량을 늘린다. 이처럼 무의식적 행동들이 일어나게 된다.

　쉽게 말해 자율신경은 우리 몸의 자동운전 시스템과 같다. 자동차가 스스로 속도를 조절하고, 방향을 바꾸고, 장애물을 피하듯이 자율신경도 우리가 의식하지 않아도 심장 박동, 호흡, 소화, 체온 조절 같은 기능을 자동으로 관리한다. 덕분에 우리가 따로 신경 쓰지 않아도 몸이 스스로 균형을 맞추고 건강을 유지할 수 있다.

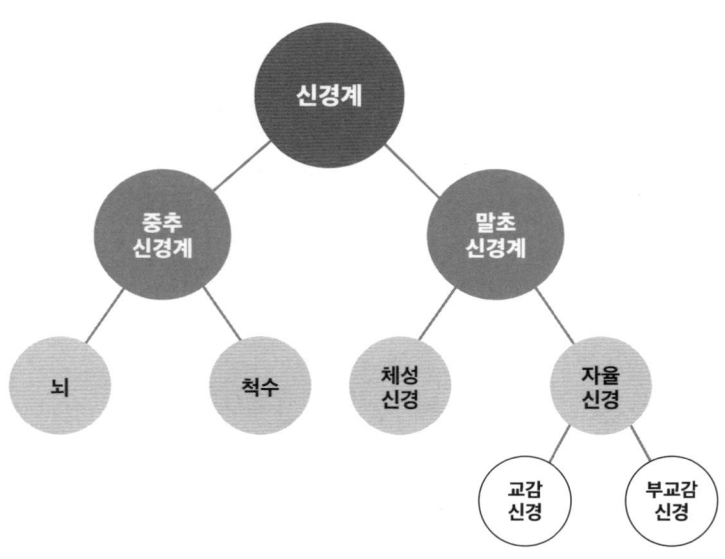

교감신경 VS 부교감신경

이러한 자율신경은 '교감신경'과 '부교감신경'으로 구성된다. 교감신경은 외부 상태에 대비하여 몸의 긴장을 높이는 기능을 한다. 반대로 부교감신경은 긴장을 풀고 이완 상태를 만든다. 두 신경이 상호 보완적인 기능을 하는 것이다.

이해를 위해 자율신경을 자동차에 비교해보자. 교감신경은 액셀과 같고 부교감신경은 브레이크와 같다. 집중해서 힘을 모아 에너지를 사용해야 할 때는 교감신경이 작동한다. 휴식을 취하거나 에너지를 충전해야 하는 순간에는 부교감신경이 작동한다.

그러므로 일반적으로는 아침에 교감신경이 활성화되고 저녁이나 잠잘 때와 같이 안정적인 상황에서는 부교감신경이 활성화된다. 물론 교감신경과 부교감신경은 아침 저녁으로만 나뉘지 않고, 하루에도 수시로 오르락내리락하면서 우리 신체의 균형을 맞춘다.

우리 몸에 있는 장기는 대부분 교감신경과 부교감신경의 지배를 받아서 매 순간 긴장과 이완의 과정을 반복한다. 두 종류의 신경이 서로 신호를 주고받으며 원활하게 작동한다. 따라서 두 신경이 적절히 밀고 당기기를 하던서 좋은 관계를 유지해야 건강한 삶을 살아갈 수 있다.

자율신경실조증을 아시나요

　그런데 과도한 스트레스를 받으면 자율적인 조절 능력에 문제가 발생한다. 스트레스가 일시적이 아니라 만성화되는 경우에는 인체의 밸런스가 무너지면서 여러 가지 건강 문제가 생긴다. 오케스트라에서 지휘자가 없으면 불협화음이 발생하는 것과 같다. 교감신경과 부교감신경 사이의 신호 전달 과정에서 오작동이 발생하고 자율주행 시스템에 문제를 일으키는 것이다.

　고속도로 위를 달리는 자동차에서 액셀과 브레이크가 제대로 작동하지 않으면 사고가 날 위험이 커진다. 브레이크를 밟아야 하는 상황에서 오히려 액셀을 밟으면 어떻게 되겠는가? 긴장, 불안, 공포감이 커지다가 추돌 사고가 날 것이다. 반대로 만약 우리 몸의 브레이크가 고장난다면 우리는 만성피로, 무기력, 우울증에 걸릴 수 있다.

　교감신경과 부교감신경의 상호 조절 능력이 떨어지거나 상실되면 우리의 건강이 위협받게 된다. 일상에서 극심한 스트레스를 받고 나면 속이 매스껍거나 가슴이 두근거리고, 머리가 멍하거나 혈압이 오르내리는 것이 신호라고 할 수 있다.

자동차는 외부의 스트레스나 고장 없이, 정상적인 상황에서 적절한 시점에 브레이크를 밟아야 안전하게 운전하여 원하는 목적지까지 갈 수 있다. 우리의 몸도 휴식과 안정을 취해야 긴장 상태가 자연스럽게 해소되기에 문제없이 오래 움직일 수 있다.

하지만 브레이크가 불안정한 상태가 오래 지속된다면 어떨까? 교감신경이 과도하게 긴장했는데 부교감신경이 긴장 상태를 해소하지 못한다면? 교감신경과 부교감신경의 균형이 무너지고 그 영향을 받는 신체 곳곳에도 오작동이 일어날 것이다. 이처럼 교감신경과 부교감신경의 상호작용이 제대로 되지 않고 균형이 무너진 상태를 '자율신경실조증'이라고 한다.

흔히 '신경질이 난다'에서 말하는 신경은 교감신경에 스트레스가 과도하게 가해졌을 때를 말한다고 볼 수 있다. 교감신경이 스트레스에 직접적인 타격을 받기 때문이다. 스트레스를 받으면 교감신경이 영향을 받아 세포나 장기 등이 과도하게 긴장하고 혈액순환, 호르몬 분비 등 각종 신체 기능에 문제가 생긴다.

문제는 여기에서 그치지 않는다는 것이다. 자율신경의 균형이 깨지면 특정 장기에만 문제가 생기는 게 아니라 연쇄 다발적으로 전신의 장기까지 확대되는 경우가 많다. 그 결과 자율신경실조증이 전신을 서서히 망가뜨릴 수 있는 것이다.

건강이 좋지 않아서 병원을 찾았는데, 특별한 문제는 없고 '스트레스성 또는 신경성'이라는 진단을 들었다면 '원인이 없다'고 생각해버리는 경우가 많다. 이때 '신경성'이란 말은 특정 신체의 직접적인 문제가 아니라 '신경이 쓰이는 다른 외부 요인'으로 느껴지기 때문이다.

이제는 신경이 '자율신경'을 의미한다고 생각해보자. 더 정확히는 자율신경 중에서 교감신경을 말하는 것이다. 구체적으로 말하자면 '스트레스성 질환'이란 '교감신경이 스트레스를 받는 경우'로 생각하면 된다.

이유 없이 아프다?
자율신경실조증의 모든 것

자율신경실조증은
도미노처럼 몸을 무너뜨린다

교감신경과 부교감신경의 자율주행 시스템은 말 그대로 잠을 자고 있을 때도 자율적으로 작동한다. 우리가 의식하지 않아도 심장이 뛰고, 숨을 쉬고, 소화를 시키는 것들이 대표적인 자율주행 시스템이 관여하는 기능이다.

혈액도 마찬가지다. 혈액순환을 시키겠다고 힘쓰지 않아

신경계	순환기	소화기
대표 증상 브레인포그	**대표 증상** 가슴 두근거림, 상열감	**대표 증상** 소화불량
불안, 공황, 수면장애, 우울증	호흡 불안정, 기립성 저혈압, 흉통, 수족냉증, 식은땀, 체온조절장애	과민성대장증후군, 염증성 장질환

근골격	비뇨기	피부
대표 증상 원인 불명의 통증	**대표 증상** 생리전증후군(PMS)	**대표 증상** 감정홍조
근육 떨림, 경직, 하지불안증후군	난임, 성기능 저하	두드러기, 알레르기, 정수리 탈모, 창백한 안색

도 혈액은 계속 돌아가지 않는가? 그러나 부교감신경이 더 강하다면 늘어난 혈관이 제때 수축하지 못할 것이다. 결과적으로 혈액이 정체되어 부종이 생긴다. 또 다른 혈액이 다시 유입되는 걸 방해하기 때문에 혈액순환 장애도 생긴다.

자율신경계는 머리부터 발끝까지 분포하는 말초신경이기 때문에 자율신경 시스템에 문제가 생기면 우리 몸 대부분의 장기에 영향을 줄 수 있다. 그중에서도 대표적으로 위의 여섯 가지 인체 시스템에 영향을 준다.

물론 이렇게 많은 증상이 한 번에 발생하는 경우는 많지 않다. '도미노 효과'라는 용어를 들어보았는가? 이는 하나의 사건이 일련의 사건을 야기하는 연쇄 효과를 말한다. 자율신경실조증의 증상들 또한 도미노처럼 연쇄적으로 신체 곳곳에 증상을 야기한다. 증상의 원인을 몰라 감당하기 힘들다고 호소하는 환자가 많은 이유다.

자율신경실조증이 오랫동안 지속되면 우리 몸은 점점 자연 치유 능력을 잃어간다. 즉 면역력이 약해진다. 그 결과 단순한 불편함을 넘어 뇌졸중이나 파킨슨병, 치매 같은 퇴행성 신경계 질환은 물론 암과 같은 심각한 질병의 위험 또한 커질 수 있다.

따라서 자율신경실조증을 더 이상 단순한 스트레스성 증상으로 넘기지 말아야 한다. 정확한 진단과 적극적인 치료, 지속적인 관리가 반드시 필요하다. 지금부터라도 몸이 보내는 신호를 무시하지 말고 자율신경의 균형을 되찾기 위한 노력을 해보자.

어떤 병원으로 가야 할까?

자율신경실조증, 원인은 알았지만 막상 치료를 시작하려 하니 어느 곳으로 가야 할지 막막할 것이다. 자율신경실조증을 치료하는 병원은 따로 정해져 있지 않다. 보통 내과, 신경과, 신경외과, 정신건강의학과, 가정의학과, 마취통증의학과 등에서 진료를 본다. 그야말로 전문적으로 치료하는 곳이 많지 않다는 이야기다.

자율신경실조증은 진단도 치료도 명확하지 않은 경우가 많다. 현대의학에서는 수치로 측정할 수 있는 지표가 중요하지만 자율신경실조증은 이를 명확히 보여주는 검사 결과를 확인하기 어렵기 때문이다. 그래서 신경성이나 스트레스 때문이라는 진단을 받고 정신과 약물 치료가 주된 처방으로 이어지곤 한다. 그러나 몸은 여전히 불편하고 답답한 마음은 해결되지 못한다.

일반적으로 신경이라고 하면 아주 미세하여 눈으로 관찰할 수 없을 거라고 생각한다. 하지만 현대의학의 발달로 일부 교감신경과 부교감신경은 초음파 등의 장비를 통해 눈으로 확인할 수 있다.

　자율신경을 눈으로 직접 확인하는 것은 숲을 보기 위한 첫 관문일 수 있다. 자율신경을 영상으로 직접 확인하면서 치료하면 더 과학적이고 정확하면서 안전한 치료가 가능하다. 모르는 길을 찾을 때 남에게 이야기만 듣고 가는 것이 아니라 내비게이션을 보면서 찾아가는 것과 비슷하다.

　자율신경실조증은 하나의 장기가 아닌 몸 전체에 걸쳐 나타나는 증상이다. 한의학에서는 '몸의 기운이 허해지고 혈액순환이 원활하지 않으면 질병이 발생한다'는 개념을 바탕으로 치료를 한다. 실제로 자율신경실조증 치료에 한의학적 접근이 효과적이라는 환자들의 경험담도 많다. 한약을 복용하거나 침 치료를 받은 후 증상이 좋아졌다는 환자도 많고, 병원 진료를 받기 전에 먼저 한의원을 찾는 경우도 흔하다.

　개인적으로도 한의학이 자율신경실조증 치료에 도움이 될 수 있다는 점에 공감한다. 이유는 '균형'에 있다. 자율신경실조증을 효과적으로 치료하려면 특정 장기가 아닌 몸 전체의 균형을 맞추는 것을 목표로 해야 한다. 이러한 의미에서 서양의학과 한의학을 적절히 병행하는 병원이 많아진다면 자율신경실조증 환자들에게 훨씬 더 나은 치료를 제공할 수 있을 것이다.

만약 자율신경실조증이 의심된다면 신경과나 가정의학과 등에서 상담을 받아보고, 필요하면 한의학적 치료도 병행하는 것이 도움이 될 수 있다. 무엇보다 자신에게 맞는 치료법을 찾고, 생활습관을 조절하면서 몸의 균형을 회복하는 것이 가장 중요하다.

나도 자율신경실조증일까?

자율신경실조증은 어떻게 진단할 수 있을까? 당연하게도 자율신경검사가 있다. 이는 심장박동을 이용해 교감신경과 부교감신경의 균형과 활성도를 간접적으로 추정하는 방식이다. 하지만 자율신경은 하루에도 수시로 변하기 때문에 검사 시점에 따라 결과가 달라질 수 있다. 예를 들어 같은 날 오전에는 정상으로 나오고 오후에는 비정상으로 나오는 경우도 있다. 마치 눈 감고 코끼리를 만지는 것과 같은 상황이다. 한 부분만 보고 전체를 판단하기 어렵기 때문이다.

자율신경실조증은 검사 결과만으로 단정 짓기보다 지속적으로 나타나는 증상들을 종합적으로 살펴보는 것이 더 중요하다. 하루 중에도 몸의 상태가 달라질 수 있기 때문에 환자가 실제로 겪고 있는 증상과 그 변화를 살펴보는 것이 진단의 시작이다.

먼저 다음 표에서 자가 진단을 해보자.

자율신경실조증 자가 진단

- ☐ 두통이 심하거나 자주 있다
- ☐ 몸이 쉽게 지치고 나른하고 피곤하다
- ☐ 화를 잘 내고 감정 조절이 어렵다
- ☐ 우울감, 불안감과 함께 가슴이 두근거린다
- ☐ 소화가 잘 되지 않는다
- ☐ 이유 없이 배가 자주 아프다
- ☐ 깊이 자기 어렵다
- ☐ 성격이 예민하다
- ☐ 눈이 자주 피로하다

> ☐ 앉아 있다가 갑자기 일어날 때 어지럽다
>
> ☐ 손발이 차거나 자주 저린다
>
> ☐ 어깨나 목이 항상 결린다

☑ **0~3개**　　정상이지만 규칙적인 생활이 필요
☑ **4~6개**　　자율신경실조증으로 진행될 수 있으므로 주의
☑ **7~9개**　　자율신경실조증 집중 치료가 필요함
☑ **10개 이상**　교감·부교감신경의 불균형이 심각하므로 빠르게 내원하여 치료해야 함

　자신의 상태가 어떤지 잘 살펴보았다면, 이제부터는 자율신경실조증이 있을 경우 나타날 수 있는 증상들에 대해 환자들의 사례를 바탕으로 알아보자.

2장

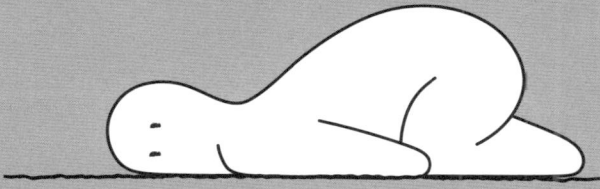

머리가 답답할 때

머리에 안개가
낀 것처럼 답답해요

35세 직장인입니다. 회사 업무에 시달리다 보니 언젠가부터 소화가 잘 안 됩니다. 가슴이 답답하고 요즘은 머리도 자주 띵하고 맑지 못한 것 같습니다. 아침에 일어나 상쾌한 기분을 느껴본 게 언제인지 기억도 나지 않아요. 심할 때는 어질어질하고 구름 위에 떠 있는 것처럼 비현실적인 느낌까지 듭니다. 집중력도 떨어지고 문서나 서류를 읽을 때 이해력이나 판단력이 예전 같지 않네요. 혹시 머리에 문제가 생긴 걸까요?

머리가 멍하고 어지러운 이유

집중력 저하나 멍한 기분처럼 막연한 증상들, 설명하기 어려운 두통. 이런 증상은 최근 사람들의 입에 많이 오르내리기 시작한 증상 '브레인포그brain fog'다. 브레인포그는 말 그대로 뇌에 안개가 껴 있는 것 같은 상태다. 머리가 맑지 않고 멍하거나 집중력과 기억력이 떨어지고, 판단력이 흐려지는 증상이 나타나기도 한다.

브레인포그는 단순히 머리에만 나타나지 않는다. 가슴이 두근거리거나 속이 답답하고 소화가 안 되거나, 호흡이 불편해지는 등 다양한 증상이 동반되는 경우가 많다. 피로가 쉽게 오고 오래 자도 개운하지 않은 느낌이 계속되며 때로는 우울하거나 불안한 감정이 들기도 한다.

왜 이런 다양한 증상이 함께 나타날까? 브레인포그가 자율신경실조증과 깊은 관련이 있기 때문이다. 앞에서 살펴봤듯 자율신경은 우리가 의식하지 않아도 몸의 여러 기능을 자동으로 조절해주는 신경 체계다. 당연히 뇌세포에 산소와 영양분을 공급하고 노폐물을 배출하는 역할도 담당한다.

하지만 불규칙한 생활습관, 과도한 스트레스, 수면 부족, 운동 부족 등의 경험이 쌓이면 자율신경의 균형이 깨지면서 뇌로 가는 혈류가 줄어들 수 있다. 이로 인해 뇌가 멍해지고, 집중이 안 되고, 생각이 잘 떠오르지 않는 증상이 생기는 것이다.

실제로 브레인포그를 호소하는 사람들은 이렇게 말하곤 한다.

"머리에 피가 안 도는 것 같아요."

"지하에 있는 것처럼 답답하고, 고산지대에 있는 것처럼 멍해요."

브레인포그는 단순 스트레스나 피로로 인한 일시적인 증상일 수 있다. 그러나 반복되거나 장기화할 경우에는 반드시 치료와 관리가 필요하다. 뇌 안에서 염증성 변화가 진행되고 있을 가능성이 있기 때문이다.

뇌세포에 염증이 생기면 주변 체액이 끈적끈적해지고 신경세포 간 소통이 원활하지 않게 된다. 이런 상태가 반복되면 뇌세포 자체가 손상될 위험도 있다.

최근 연구들에서는 브레인포그 증상이 장기간 지속되면

치매나 파킨슨병 같은 퇴행성 뇌 질환으로 이어질 가능성도 높아진다는 결과가 속속 보고되고 있다. 결론적으로 브레인 포그는 단순한 일시적 멍함이나 피로감이 아닐 수 있다.

뇌 안개를 걷어내려면 긴장을 풀어라

브레인포그를 극복하려면 병원 치료만으로는 부족하다. 일상에서 올바른 생활습관을 들여 뇌 건강을 지키는 것이 중요하다. 자율신경실조증이 대개 과도한 스트레스로 인해 발생하는 만큼 스트레스를 줄이는 것이 단연 중요하지만 마음처럼 되지 않는다. 그렇다면 우리는 일상에서 무엇을 할 수 있을까?

브레인포그가 발생하는 과정은 스트레스로 인한 교감신경 활성화, 이로 인한 수축과 긴장으로 끈적해진 혈액, 동시에 뇌세포 주변에 생기는 미세한 염증, 또 이로 인해 영양분이 뇌에 충분하게 공급되지 않는 순으로 정리할 수 있다.

그렇다면 핵심은 혈액순환을 촉진하고 정신적인 긴장을

줄여주는 것이다. 대표적으로 림프 마사지, 발 마사지, 냉온욕 같은 방법이 혈액순환을 효과적으로 도와준다. 다만 현기증이 있거나 기립성저혈압이 있는 경우에는 냉온욕을 피하는 것이 좋다.

그 밖에 브레인포그를 극복하는 습관을 소개한다.

1. 수분 섭취

탈수 상태가 되면 혈액이 끈적해지고 혈액순환이 나빠진다. 여름철에 땀을 많이 흘린 후 브레인포그 증상이 심해지는 것도 이 때문이다. 수분을 충분히 섭취하는 것만으로도 브레인포그가 완화될 수 있다.

2. 유산소 운동

빠르게 걷기나 가벼운 조깅 같은 유산소 운동을 하면 전신을 움직이며 자율신경을 자연스럽게 자극할 수 있다. 호흡 조절과 땀 배출을 통해 체내 독소와 활성산소를 제거하는 데도 도움이 된다. 다만 무리한 근력 운동은 오히려 교감신경을 자극해 증상을 악화시킬 수 있으므로 피하는 것이 좋다.

3. 복식호흡

긴장을 완화하기 위해 복식호흡을 꾸준히 해보는 것도 추천한다. 복식호흡은 교감신경을 가라앉히고 부교감신경을 활성화해 뇌로 가는 혈류를 개선하는 데 큰 도움을 준다. 숨을 깊게 들이마시고 천천히 내쉬는 연습을 꾸준히 해보자.

브레인포그는 단순한 피로가 아닌 위험 신호일 수 있다. 그러나 혈액순환을 도와주고 긴장을 줄이는 것만으로도 브레인포그는 훨씬 완화될 수 있다. 무엇보다 중요한 것은 꾸준함이다. 내 몸과 마음의 밸런스를 되찾기 위한 꾸준한 노력이 훨씬 큰 변화를 만들어낼 수 있다.

만성피로가 일상이에요

40대 남자입니다. 어느 순간부터 피로가 일상이 되었습니다. 쉬어도 회복이 안 됩니다. 한 달 정도 병가를 내고 푹 쉬어봤지만 여전히 피곤합니다. 일에 집중이 안 되고 실수가 잦아 상사에게 꾸중 듣는 일도 많아졌습니다. 영양제, 수액, 한약까지 먹고 있는데도 달라지는 게 없어요. 이러다 치매라도 오는 건 아닐까 걱정이 됩니다.

만성피로도 뇌가 보내는 신호다

만성피로 또한 현대인의 단골 주제다. 하루 종일 아무것도 하지 않았는데도 몸이 무겁고 멍한 느낌을 받는 사람이 많다. 이렇게 휴식을 취했는데도 머리가 맑지 않은 상태가 지속된다면 단순한 피로가 아닌 '뇌 피로'일 가능성이 높다.

우리 뇌는 생각보다 민감하다. 감정, 이성, 생명 유지에 관여하는 뇌의 다양한 부위가 하루 종일 쉴 틈 없이 가동되면 어느 순간 과부하가 걸릴 수밖에 없다. 특히 자율신경을 조절하는 중심 부위인 '시상하부'에 부담이 쌓이면 전신에 퍼져 있는 자율신경의 균형이 깨지기 쉽다. 이로 인해 피로, 두통, 집중력 저하, 불면, 소화불량, 불안감 등 다양한 증상이 함께 나타나게 된다.

단순히 일을 많이 했기 때문이 아니다. 요즘처럼 스트레스가 많은 사회에서 뇌는 늘 극도의 긴장 상태에 놓이기 쉽다. 아침부터 정신없는 출근길, 밀린 업무, 사람들과의 갈등, 밤늦게까지 이어지는 스마트폰 사용… 이 모든 것이 뇌의 휴식을 방해한다. 그래서 어떤 사람들은 "아무것도 안 했는데도 피곤해요", "몸은 쉬었는데 머리가 계속 돌아가는 느낌이에요"라고 말하곤 한다. 몸이 아니라 '뇌가 지쳐 있는 상태'인 것이다.

뇌가 피로할 때 주된 증상은 몸이 무겁고 머리가 멍한 것이다. 또 잦은 건망증과 빈번한 두통 등 일상적인 증상으로 나타난다. 초기에는 스트레스를 잘 해소해주고 충분한 수면과 휴식을 취하면 대부분 증상이 개선될 수 있다.

그러나 뇌 피로가 점점 악화하면 이해력, 기억력, 판단력에 문제가 생기기 시작한다. 그러면서 교감신경 흥분, 호르몬 분비 난조, 대사 기능 저하, 면역 기능 저하 등이 발생한다. 이런 상황을 대수롭지 않게 여기다가 더 악화하면 고혈압, 심장병, 뇌혈관 질환, 치매, 암까지 발병할 수 있다. 따라서 무심코 방치하지 말고 적극적으로 대처하는 것이 중요하다.

나의 뇌 피로는 어느 정도일까?

나의 뇌 피로도를 스스로 진단해보자. 5점 이하면 내 뇌는 기능적으로 아주 건강하다고 생각해도 된다. 6점 이상인 경우 뇌가 피로해지기 시작한 상태일 것이다. 10점 이상 되면 피로의 수준을 넘어서 초조, 불안, 불면증도 생길 수 있다. 그 외에 설사, 복통, 여드름 등의 염증성 병변도 생길 수 있다.

뇌 피로 자가 진단 체크리스트

	그렇다	약간 그렇다	아니다
잦은 두통이 있다			
기억력, 판단력이 평소보다 떨어지는 것 같다			
목, 어깨가 항상 결린다			
집중이 잘 안 되고 머리가 멍하다			
눈이 자주 피곤하다			
불안하고 초조하다			
자고 일어나도 개운하지가 않다			
입맛이 없고 소화도 잘 안 된다			
별일 하지 않아도 항상 피곤하다			
무기력하여 외출도 귀찮다			

그렇다: 2점   약간 그렇다: 1점   아니다: 0점

16점 이상이면 건강에 심각한 문제가 생길 수 있으니 전문가와 상담이 필요하다.

뇌 피로를 줄이는 방법

육체적인 피로는 대부분 휴식을 취하면 사라진다. 그러나 뇌 피로는 몸을 사용하지 않아도 피곤함을 느끼고 휴식을 취해도 개선이 되지 않는 경우가 많다. 뇌 피로를 개선할 수 있는 세 가지 습관은 다음과 같다.

1. 하루 30분 걷기

출퇴근길에 정신없이 걷는 게 아니라, 저녁 시간에 나무가 많은 공원 같은 곳에서 가볍게 숨이 찰 정도로 걷는 것이 좋다. 걷기 자체도 좋지만 스트레칭이나 발 지압, 복식호흡을 함께 하면 효과가 더 크다. 뇌는 몸의 2퍼센트밖에 안 되지만 몸 전체 산소의 20~25퍼센트를 소비한다. 혈액순환을 돕는 걷기는 곧 뇌에 산소를 보내는 최고의 방법이다.

2. 잠들기 전 명상

자기 전 10분, 눈을 감고 천천히 호흡에 집중해보자. 하루 동안 쌓인 감정과 긴장을 내려놓는 데 도움이 된다. 특히 복식호흡을 하면서 명상을 하면 교감신경의 흥분을 가라앉히고 뇌의 피로를 효과적으로 줄여준다.

3. 밤 11시 이전에 잠들기

수면 초반 90분은 가장 깊은 잠이 이어지는 시간이다. 이때 뇌가 가장 활발히 회복되고, 호르몬도 원활히 분비된다. 그런데 늦게까지 깨어 있으면 이런 회복 시간이 사라지게 된다. 그러므로 하루를 정리하고 가능하면 11시 이전에 잠드는 습관을 들이는 것이 좋다.

잠들기가 너무 힘들어요

51세 여자입니다. 2년 전에 유방암 수술을 하고 나서 호르몬 치료를 시작했는데, 그 무렵 폐경도 오고 수술 후 몸 상태도 좋지 않아서인지 불면증이 생겼습니다. 잠만 안 오는 게 아니라 자려고 누우면 가슴이 두근거리고 상체로 열감도 올라옵니다.
갱년기 증상인가 해서 산부인과 진료도 받아보고 수면 클리닉에서 여러 가지 검사를 해보고 수면유도제와 신경안정제를 먹고 있습니다. 스틸녹스와 리보트릴이라는 약을 먹어야 겨우겨우 잠을 자는 정도입니다. 최근에 멜라토닌 성분의 건강보조제도 먹고 있지만, 수면의 질이 너무 떨어져요. 하루하루가 너무 피곤하고 무기력도 심합니다.

수면장애도 자율신경실조증이다

수면장애가 있는 사람들은 흔히 가슴이 두근거리거나 불안하고 초조한 느낌을 자주 경험한다. 자려고 누웠는데 생각이 많아지거나 명치가 답답하고, 몸이 긴장된 느낌이 계속되는 경우가 많다.

이런 증상이 나타나는 이유 또한 교감신경이 과도하게 활성화됐기 때문이다. 교감신경이 흥분하면 몸은 '위기 상황'이라고 인식해 이완되지 않고, 수면을 방해하는 각성 상태가 유지된다.

숙면은 하루 동안 쌓인 스트레스를 해소하고, 호르몬 균형을 맞추며, 면역력을 유지하는 데 중요한 역할을 한다. 하지만 수면 부족이 지속되면 자율신경의 균형이 깨지게 된다. 저녁이 되면 멜라토닌이라는 호르몬이 분비되어 자연스럽게 졸음이 와야 하지만, 교감신경이 항진된 상태에서는 이 과정이 원활하게 이루어지지 않기 때문이다. 특히 두통, 목과 허리 통증, 소화불량, 팔다리 불편감이 동반되면 몸이 예민해지고 긴장이 심해져서 숙면이 더욱 어려워진다.

불면증이나 수면장애를 단순히 수면제에 의존하는 방식으로 해결하려고 하면 근본적인 문제를 해결하기 어렵다. 실제로 자율신경실조증 환자 중에는 수면장애가 없는 사람이 거의 없을 정도로, 수면의 질과 자율신경의 균형은 밀접한 관계가 있다. 따라서 교감신경의 긴장을 풀어주고 부교감신경이 활성화될 수 있도록 생활습관을 조절하는 것이 중요하다.

수면장애를 극복하기 위해서는 몸과 마음을 이완시키는 습관을 만들고, 무엇보다 수면을 방해하는 요소들을 줄이는 것이 핵심이다.

1. 자기 전 스마트폰과 TV 멀리하기

스마트폰과 TV의 블루라이트는 뇌를 각성시키고 멜라토

닌 분비를 방해한다. 취침 1~2시간 전에는 전자기기 사용을 줄이고 따뜻한 조명 아래에서 독서를 하거나 잔잔한 음악을 들으며 긴장을 풀어주는 것이 좋다.

2. 따뜻한 족욕이나 반신욕 하기

체온이 올라가면 근육이 이완되고, 부교감신경이 활성화되어 숙면을 유도한다. 37~40도의 따뜻한 물에 10~15분 정도 발을 담그거나, 반신욕을 하면 몸이 편안해진다.

3. 복식호흡으로 교감신경 안정시키기

긴장된 몸을 풀어주는 복식호흡을 하면 교감신경이 진정되고, 심박수도 안정된다. 숨을 코로 깊게 들이마신 후, 천천히 입으로 내쉬는 호흡을 5~10분간 반복하면 몸이 이완되는 것을 느낄 수 있다.

4. 11시 전에 잠들기

멜라토닌과 성장호르몬은 밤 10시에서 새벽 2시 사이에 가장 활발하게 분비된다. 이 시간에 잠들지 않으면 호르몬 균형이 깨지고, 교감신경이 항진될 가능성이 높아진다.

5. 카페인과 알코올 피하기

커피, 홍차, 녹차 등에 들어 있는 카페인은 교감신경을 자극해 각성 상태를 유지하게 한다. 알코올은 일시적으로 졸음을 유도할 수 있지만, 오히려 깊은 수면을 방해하고 새벽에 자주 깨게 만든다.

6. 햇볕을 자주 쬐기

낮 동안 충분한 햇볕을 받으면 세로토닌 분비가 증가하여 밤에 자연스럽게 졸음이 온다. 하루 30분 이상 산책하거나, 창문을 열어 자연광을 쬐는 것이 도움이 된다.

7. 가벼운 유산소 운동하기

격렬한 운동보다는 저녁에 가볍게 산책하거나 요가를 하는 것이 부교감신경 활성화에 도움이 된다. 특히 하루 30분 정도의 빠르게 걷기는 전신 혈액순환을 원활하게 하여 수면의 질을 높인다.

수면장애는 단순한 피로가 아니라, 자율신경이 균형을 잃었다는 신호일 수 있다. 수면제를 장기적으로 복용하면 의존성이 생길 수 있기 때문에 생활습관 개선과 함께 자율신경의 균형을 맞추는 것이 가장 중요하다.

작은 습관을 바꾸는 것만으로도 수면의 질을 높일 수 있다. 오늘부터 스마트폰 대신 따뜻한 차 한잔과 복식호흡, 가벼운 스트레칭으로 몸을 이완시키는 습관을 만들어보자. 몸과 마음이 편안해지면, 어느새 깊고 편안한 잠이 찾아올 것이다.

피곤해서
에너지드링크를 마시면
더 피곤해져요

저는 재수생입니다. 시험 기간이 되면 에너지드링크를 자주 마십니다. 졸릴 때 에너지드링크를 마시면 공부에 집중할 수 있어서 많이 의지하고 있어요. 하루에 여러 캔을 마시고 나면 밤에 피곤한데 잠이 오질 않고 가슴이 두근거리는 일이 자주 생깁니다.

밤에 잠을 자야 다음 날 공부를 하는데, 에너지드링크를 많이 마신 날은 몸은 피곤한데 뇌는 너무 각성되어 푹 잘 수가 없는 것 같습니다. 그러면 다음 날은 피곤해서 에너지드링크를 더 많이 찾게 됩니다. 혹시 에너지드링크를 너무 많이 마시면 건강에 좋지 않나요?

에너지드링크가 신경을 망가뜨린다

에너지드링크는 피로한 몸과 지친 마음을 달래줄 것처럼 느껴지지만, 그 안에 들어 있는 성분들이 신경계에 미치는 영향을 잘 이해하는 것이 중요하다. 에너지드링크의 핵심 성분인 카페인은 뇌에서 졸음을 유발하는 아데노신의 작용을 방해해 신경을 각성시키고 집중력을 높이는 역할을 한다. 따라서 피곤할 때 한 캔을 마시면 정신이 맑아지는 기분이 들더라도 근본적인 피로를 해소한다고 볼 수는 없다.

에너지드링크는 마치 신용카드로 체력을 당겨쓰는 것과도 같다. 당장은 집중력이 높아진 것 같지만 실제로는 몸이 지쳐 있는 상태에서 인위적으로 신경계를 각성시킨 것에 불과하다. 문제는 추후 회복해야 할 에너지의 양이 더 많아지고 결국 원래보다 더 큰 피로가 밀려오게 된다는 점이다. 이런 상태를 '피로 부채 Fatigue debt'라고 부르기도 한다.

에너지드링크에는 각성을 위한, 즉 교감신경 항진에 관여하는 성분이 많이 들어 있다. 교감신경이 항진되면 가슴이 두근거리거나 수면장애가 생길 수 있다. 그래서 피로감 해소를 위해 마신 에너지드링크가 가슴을 두근거리게 하면서 수면을 방해하는 것이다. 음료를 마시고 나서 당장은 괜찮을 수 있지만 밤에 잠을 못 자고 아침에 격한 피로를 느끼게 된다. 이런 악순환이 반복되면서 점차 자율신경의 균형은 무너지고 회복력이 떨어지는 체질로 바뀔 수 있다.

에너지드링크에 들어 있는 카페인을 과하게 섭취하면 그 밖에도 여러 부작용이 나타난다. 위산 분비를 촉진해 속쓰림이나 소화 불량을 유발할 수도 있다. 또한 카페인은 철분과 칼슘의 흡수를 방해하기 때문에 빈혈이나 골다공증이 걱정되는 사람이라면 주의할 필요가 있다.

다른 문제도 있다. 카페인을 지속적으로 섭취하면 혈압이 높아지고 심혈관계에 부담을 줄 수 있다. 실제로 미국의 학술 의료 센터인 메이요클리닉Mayo Clinic의 연구에 따르면, 에너지드링크를 과다 섭취할 경우 혈압이 상승하고 스트레스 호르몬이 증가해 뇌졸중이나 심장 질환의 위험이 커질 수 있다고 한다.

에너지드링크는 적당히 마시면 순간적인 집중력을 높이는 데 도움이 될 수 있지만, 장기적으로는 신경계를 불안정하게 만들고 피로를 더 심하게 느끼게 만들 수도 있다. 만약 하루에도 에너지드링크를 몇 캔씩 마시고 있다면 내 몸이 보내는 신호를 주의 깊게 살펴보는 것이 좋다. 가장 중요한 점은 에너지드링크에 의존하기보다 충분한 수면과 건강한 생활습관을 통해 자연스럽게 몸의 균형을 맞추려고 노력하는 것이다.

건강하게 각성하는 법

에너지드링크 대신 신경계를 안정시키면서도 집중력을 높일 수 있는 방법은 다음과 같다. 실생활에 적용해보자.

1. 10분간 눈 감고 복식호흡하기

짧은 시간이라도 눈을 감고 배로 숨 쉬는 이완 호흡을 하면 교감신경의 과흥분을 낮출 수 있다. 무엇보다 뇌에 산소를 충분히 공급해 집중력이 회복된다.

2. 스트레칭 또는 가벼운 산책하기

몸을 움직이면 뇌의 각성 수준이 자연스럽게 높아지고 졸음도 줄어든다. 특히 햇볕을 쬐는 것은 각성 호르몬(세로토닌) 분비에 도움이 된다.

3. 수분 섭취와 당분 조절하기

에너지드링크 대신 미지근한 물에 레몬 한 조각이나 소량의 꿀을 섞어 마시면 혈당을 급격히 올리지 않으면서도 두뇌 각성에 도움이 된다.

귀에 문제가 없다는데
이명으로 고생하고 있어요

> 60대 남자로 사업을 하고 있습니다. 거래처와의 소송으로 너무 스트레스를 받고 나서부터 이명이 생겼습니다. 이비인후과에서 검사했는데 특별한 문제는 없다고 합니다. 그런데도 이명이 점점 심해져서 6개월이 넘도록 고생하고 있습니다. 특히 밤에 자려고 하면 삐~ 소리에 신경이 쓰여 불면증도 생겼습니다. 나이 탓인지 난청도 심해지는 거 같습니다. 귀에 문제가 없다면 머리에 문제가 있는 것인가요?

이명은 도대체 왜 생기는 걸까?

이명으로 고생하는 사람은 생각보다 많다. 국내 통계에 따르면 성인의 20퍼센트 정도가 이명을 경험하고 그중 5퍼센트는 병원 치료를 받을 정도로 괴로움을 겪는다고 한다. 그리고 약 0.5퍼센트는 일상생활 자체가 힘들 정도로 이명 증상이 심하다고 한다.

이비인후과 진료를 받아도 특별한 문제가 없다는 말을 들으면 더 막막해진다. 하지만 이명은 단순히 귀에만 문제가 있어서 생기는 증상이 아니다. 귀에서 시작되지만, 뇌와 신경계의 반응이 복합적으로 얽혀 있는 경우가 많다.

이명의 출발점은 주로 난청이나 귀의 염증이다. 귀의 문제를 겪고 나서 뇌로 전달되는 소리 신호에 이상이 생기면 신경회로가 예민하게 반응하기 시작한다. 이때 교감신경이 항진되어 긴장 상태가 계속되면 뇌는 아주 작은 자극에도 민감해진다. 그 결과 아무 소리가 나지 않는데도 뇌가 '소리'를 만들어내게 된다.

특히 극심한 스트레스가 이명 악화의 큰 요인이 된다. 역사적으로도 이명은 전쟁과 같은 심한 스트레스 상황에서 많이 발견됐다. 실제로 임진왜란과 병자호란을 겪은 선조와 인조 역시 심한 이명을 앓았다고 한다.

스트레스 관리가 핵심

이명은 단순히 귀만의 문제가 아니라 뇌와 신경계, 더 나아가 자율신경의 문제일 수 있다. 특히 불안, 긴장, 예민성이 높은 사람 혹은 최근에 큰 스트레스를 겪은 사람에게서 이명이 자주 발생하는 이유도 이 때문이다.

그렇다면 이명을 어떻게 관리할 수 있을까?

1. 스트레스를 해소하자

이명은 단순히 '귀가 이상해서' 생기는 것이 아니라 '스트레스를 해소하지 못해서' 더 심해지는 경우가 많다. 명상, 복식호흡, 가벼운 걷기 운동 등을 통해 마음의 긴장을 줄여보자.

2. 숙면을 유도해보자

밤이 되면 주변이 조용해지면서 이명이 더 크게 느껴질 수 있다. 잔잔한 백색소음(물소리, 바람소리 등)을 틀어두거나, 자기 전에 따뜻한 물로 반신욕을 해보는 것도 숙면에 도움이 된다.

3. 귀뿐 아니라 귀 주변을 이완해보자

교감신경이 과도하게 긴장되어 있을 때, 목과 턱 주변 근육도 함께 뭉치는 경우가 많다. 이 부위들을 마사지하거나 스트레칭하는 것도 뇌와 귀의 긴장을 푸는 데 도움이 된다.

4. 카페인과 알코올은 피하자

커피, 녹차, 술 등은 자율신경을 자극해 이명을 악화시킬 수 있다. 당분간은 섭취를 줄이고, 물을 충분히 마셔주는 것이 좋다.

5. 소리에 너무 집중하지 말자

소리에 민감해질수록 이명이 더 잘 들리게 된다. 이명에

너무 집중하지 않으려는 노력이 필요하다. 나를 즐겁게 해주는 활동에 몰입해보는 것도 이명을 완화하는 데 효과적이다.

이명은 귀 자체의 문제가 아닐 수 있다. 이명이 들리는지 안 들리는지 너무 집중하기보다는 자율신경에 초점을 맞추고 뇌의 과민 반응을 조절해주는 것이 중요하다. 스트레스, 긴장, 불안이 심할수록 소리는 더 크게 들리기 마련이다. 몸과 마음을 편안하게 해주는 작은 습관들이 이명을 다스리는 데 큰 힘이 될 수 있다.

3장

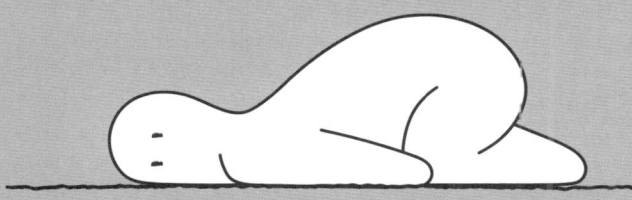

세상의 모든
통증 백과

두통이 심해서 현기증까지 느껴요

저는 재수생 남자입니다. 대학 입시에서 쓴맛을 보고 나서 너무나 큰 스트레스를 받고 있습니다. 책상에 앉아 있으면 오후쯤 되면 뒷목이 경직되면서 뒤통수에서 이마까지 조이는 느낌이 들고, 머리도 답답하고 눈도 침침해집니다. 심할 때는 현기증도 느낍니다. 신경과에서 약을 받아서 먹고 있는데 아무런 효과도 없습니다. 큰 병이라도 걸린 건 아닐까요?

지긋지긋한 두통, 도대체 왜 생기는 걸까?

두통을 달고 사는 사람은 많다. 머리가 무겁고 조이는 느낌이 지속되거나 속이 울렁거리면서 두통이 심해지기도 한다. 어떤 사람은 매달 정기적으로 두통이 찾아오고, 어떤 사람은 스트레스가 많을 때마다 증상이 심해진다.

두통은 원인이 뚜렷한 경우와 그렇지 않은 경우로 나뉜다. 뇌출혈, 뇌종양, 뇌염 같은 심각한 뇌 질환이나 녹내장, 축농증, 일자목처럼 원인이 명확한 경우를 '이차성 두통'이라 한다. 반면 원인 질환이 발견되지 않으면 '일차성 두통'이라 부르며, 그중 가장 흔한 형태가 긴장성 두통이다. 대부분 사람들이 경험하는 두통은 여기에 해당한다.

긴장성 두통은 단순히 머리가 띵하거나 무겁게 느껴지는 정도에서 끝나지 않는다. 만성화되면 일반적인 진통제나 소염제로는 더 이상 효과를 보지 못하는 경우가 많다. 이런 경우 더 강력한 진통제나 편두통 약물, 항우울제, 신경안정제, 항경련제 등 더 강한 약을 복용하게 된다. 그러나 약을 복용해도 두통이 계속되면 일상생활에 큰 지장을 주게 된다.

이처럼 두통의 원인이 복잡해 약물만으로 해결되지 않는 경우가 많다. 긴장성 두통과 편두통이 혼합되어 나타날 경우 단일 약물로는 효과를 보기 어려울 수 있다. 또 약물을 장기간 복용하면 몸이 스스로 두통을 조절할 수 없게 되어 추가적인 약물 복용에도 통증이 해소되지 않게 된다.

또한 긴장성 두통은 신경과 근육의 '긴장'에서 비롯된다. 두피, 목, 승모근 근육이 긴장되거나, 경추 부위의 근육과 인대가 경직되면 두통을 유발할 수 있다. 그리고 혈관성 두통은 신경의 긴장에 의해 발생한다. 물리적인 긴장은 약물이나 물리 치료로 완화할 수 있다. 하지만 화학적인 압박은 신경 신호 전달 과정에서 악순환을 일으키기 때문에 만성 두통으로 이어지게 만든다.

긴장성 두통과 자율신경의 관계

긴장성 두통은 특히 책상에 오래 앉아 있는 학생이나 직장인들에게 흔하게 나타나며 다음과 같은 증상을 동반한다.

- 뒷목이 뻣뻣하고 경직되며, 머리가 조이는 느낌이 든다.
- 머리가 묵직하고 띵한 느낌이 지속된다.
- 눈이 침침하고 어지러움, 이명이 동반되기도 한다.
- 오전보다는 오후에 증상이 더 심해지는 경향이 있다.

두통이 생기면 가장 먼저 뇌에 이상이 있는 것은 아닐까 걱정하지만 사실 대부분의 두통은 뇌 자체의 문제가 아니다. 두통 환자의 99퍼센트는 뇌출혈이나 뇌종양 같은 심각한 질환과는 무관하며, 주된 원인은 근육 긴장, 신경 압박, 혈관 문제, 자율신경의 불균형이다.

또한 긴장성 두통은 단순히 머리에 국한된 문제가 아니다. 두통이 반복될수록 교감신경이 더욱 흥분해 긴장 상태가 지속된다. 그 결과 두통뿐만 아니라 가슴이 답답하거나 두근거리고, 소화불량이 동반되는 경우도 많다.

특히 목과 어깨 근육이 긴장되면서 발생하는 두통은 후두신경과 삼차신경을 압박하게 된다. 이 신경들이 지속적으로 자극을 받으면 두통이 만성화되고, 진통제를 복용해도 효과가 떨어지는 경우가 많아진다.

긴장성 두통을 줄이는 생활습관

사실 대부분의 신경과나 내과에서는 두통을 치료한다고 약물을 처방한다. 물론 일시적인 두통이나 갑자기 심해진 두통이라면 약을 먹는 게 좋다. 하지만 만성적인 두통이 있는 환자에게 반복적으로 약물 처방을 하는 것은 좋은 방법이 아니다. '약물 유발성 두통'이라는 가장 치료하기 힘든 두통으로 악화될 수 있기 때문이다.

진통제를 사용해서 아프지 않다고 느끼기보다는 약 없이도 두통을 이겨낼 수 있도록 하는 것이 중요할 수 있다. 따라서 약물 치료에 의존하기보다는 자신만의 두통 관리 또는 치료 방법들을 찾아보는 것이 매우 중요하다.

1. 뒷목과 어깨의 긴장 풀어주기

- 하루에 2~3회 목과 어깨 스트레칭을 한다.
- 온찜질이나 따뜻한 샤워로 근육을 이완시킨다.
- 장시간 앉아 있을 때는 자세를 자주 바꿔주고, 목을 가볍게 돌려준다.

2. 복식호흡으로 교감신경 안정시키기

- 배에 손을 올리고, 천천히 깊은 숨을 들이마신 후 길게 내쉰다.
- 하루 5~10분 복식호흡을 하면 교감신경이 진정되고 긴장이 완화된다.

3. 두통을 유발하는 음식 피하기

- 카페인, 인스턴트 음식, 맵고 짠 음식은 혈관을 수축시키거나 교감신경을 자극할 수 있다.
- 평소 수분을 충분히 섭취하고, 규칙적인 식사를 한다.

4. 숙면을 위한 생활습관 들이기

- 밤 11시 이전에 잠들어야 호르몬 균형이 유지된다.
- 취침 전 스마트폰 사용을 줄이고, 따뜻한 차(캐모마일, 레몬밤)를 마시면 도움이 된다.

5. 가벼운 유산소 운동하기

- 하루 30분 정도 빠르게 걷거나 가볍게 뛰는 것이 좋다.
- 운동을 하면 전신 혈액순환이 원활해지고, 자율신경의 균형이 맞춰진다.

오늘부터라도 목과 어깨를 자주 풀어주고 호흡을 조절하며, 수면과 식습관을 개선하는 작은 실천을 시작해보자. 작은 변화가 두통을 줄이고 건강한 삶을 만드는 첫걸음이 될 것이다.

두통이 일정한
주기로 반복돼요

40대 중반의 여성입니다. 출산 후부터 생리처럼 두통이 정기적으로 찾아옵니다. 그리고 생리 전후로 두통은 더 심한 것 같습니다. 초반에는 타이레놀 먹으면 괜찮아지더니 언젠가부터 병원에서 약을 타서 먹어도 며칠씩 머리가 아픕니다. 머리가 아플 때는 속도 매스껍고, 어지럽기도 합니다.
이 약 저 약 먹어도 월례행사처럼 찾아오는 두통이 없어지지 않아서 요즘은 예방약이라고 매일 하루에 한 번씩 약을 먹고 있습니

> 다. 그런데 약이 독해선지 원래 위장이 약해선지 속이 쓰려서 더 이상 약도 못 먹겠어요. 병원에 가면 또 검사부터 하고 결국에는 약을 주는데, 먹기도 힘든 약을 어떻게 해야 하나요?

월례행사처럼 찾아오는 여성의 두통

정기적으로 반복되는 두통은 사람을 더 예민하게 만든다. 특히 여성의 경우 생리 전후로 심한 두통을 느끼는 이들이 많다. 이러한 두통은 그 자체로도 고통스럽지만, 약도 잘 듣지 않거나 부작용 때문에 복용을 포기해야 하는 경우라면 더욱 답답해진다. 이렇게 되면 "이 두통, 대체 왜 생기는 걸까?" 하는 궁금증이 생기게 된다.

왜 생리 주기에 가까울수록 두통이 더 심해질까? 이는 자율신경이 호르몬 변화에 민감하게 반응하기 때문이다. 여성의 몸은 생리 전후로 호르몬 변화가 크다. 이 호르몬 변화는 몸의 리듬, 즉 자율신경계의 균형을 흔들어놓는다. 특히 부교감신경의 일종인 미주신경은 배란이나 생리 같은 생리적 변화와 매우 밀접한 관련이 있다.

이 미주신경이 조절 기능을 제대로 하지 못하면 편두통이 쉽게 유발된다. 여기에 육체적, 정신적 스트레스까지 더해지면 교감신경이 과도하게 항진되면서 두통이 더 심해지고 지속 시간도 길어지게 된다.

또 평소 목과 어깨가 자주 뭉치고, 이를 악무는 습관이나 수면장애가 있는 사람이라면, 두통뿐만 아니라 위장 장애까지 동반되기 쉽다. 이런 복합적인 증상이 반복되다 보면 두통이 점점 만성화되고 단순한 진통제로는 조절이 어려워지게 된다.

문제는 이때부터다. 병원에서는 통상 더 강한 진통제나 편두통 약, 심지어 항우울제나 항경련제를 처방하기도 한다. 하지만 약을 오래 복용하면 약 자체가 두통을 유발하는 '약물 유발성 두통'으로 이어질 수 있다. 그래서 진통제로 두통을 누르기보다는, 두통이 덜 생기도록 몸의 상태를 조절해주는 게 훨씬 더 중요하다.

리듬을 되살리는 자율신경 관리

이처럼 생리 전후 반복되는 두통은 단순한 통증 이상의 의미를 가질 수 있다. 만약 생리전증후군이 심하거나 생리 전후로 두통이 지속된다면 자율신경의 균형과 연결된 신호일 수 있기 때문에, 단순히 약으로만 해결하려 하지 말고 생활 속에서 할 수 있는 자율신경 관리를 하는 게 좋다. 내 몸의 리듬을 조절하고 회복하는 생활습관을 실천하자.

1. 규칙적인 수면 시간

매일 비슷한 시간에 자고 일어나는 습관은 자율신경 안정에 큰 도움이 된다. 밤 11시 전에는 잠자리에 드는 것이 가장 좋고, 수면의 질이 중요한 만큼 스마트폰 사용은 줄이고, 조명은 낮추자.

2. 식사도 시간 맞춰 하기

불규칙한 식사는 자율신경을 자극할 수 있다. 하루 세 끼를 일정한 시간에 먹고, 과식이나 야식을 피하자. 특히 아침 식사는 생체 리듬을 깨우는 데 중요한 역할을 한다.

3. 매일 가벼운 유산소 운동 하기

30분 정도의 가벼운 산책이나 빠르게 걷기 같은 유산소 운동은 전신 혈류 순환을 도와주고, 뇌에도 산소와 영양을 공급해준다. 저녁에는 격한 운동보다는 스트레칭이나 요가가 좋다.

4. 복식호흡과 명상하기

하루 10분만이라도 복식호흡을 하며 명상이나 조용한 호흡 시간을 가져보자. 교감신경을 진정시키고, 긴장을 풀어주는 데 큰 효과가 있다.

5. 따뜻한 물로 반신욕 또는 족욕하기

저녁 시간에 몸을 따뜻하게 해주는 것은 부교감신경을 자극하여 수면을 돕고 긴장을 풀어준다. 족욕은 특히 피로회복에 탁월하다.

6. 충분한 수분 섭취하기

뇌와 몸의 순환을 위해 하루 1.5~2리터의 물을 조금씩 자주 마시는 것이 좋다. 탈수는 자율신경 기능을 방해하고 피로를 유발할 수 있다.

이런 작은 실천들이 모여서 자율신경의 균형을 회복하게 하고, 두통을 줄여준다. 가장 중요한 건 나를 돌보는 일에 정성을 들이는 마음이다.

왜 한쪽 머리만 아플까요?

30세 여자입니다. 고등학교 때부터 왼쪽 머리에 편두통을 달고 삽니다. 학생 때는 가끔 한 번씩 두통이 생기면 진통제를 먹으면 금방 괜찮아졌었는데, 직장을 다니는 요즘은 너무 자주 편두통이 생기는 것 같습니다. 게다가 편두통 오기 전에 눈앞에서 아지랑이가 지나가는 것 같은 증상도 생기는데, 아지랑이가 나타나면 예기불안이 너무 심합니다.
그래서 눈에 뭔가 조금이라도 이상한 징조가 있으면 편두통 약부

> 터 찾게 되고 약이 없으면 극도로 불안해집니다. 게다가 요즘은 편두통만 있는 게 아니라 머리가 아프기 전에 속도 매스꺼워요. 뒷목도 너무 뻐근하고 어깨까지 통증이 생겨서 목 디스크가 생긴 건지도 걱정이 됩니다. 매번 왼쪽 머리만 아픈 이 두통도 자율신경의 문제일 수 있나요?

하루를 망치는 편두통

편두통은 단순히 머리가 아픈 것을 넘어서 일상생활에 큰 영향을 줄 수 있다. 특히 눈에 반점이 보이거나 번쩍이는 빛이 보이는 전조 증상, 아지랑이가 지나가는 것 같은 시야 장애 등은 편두통이 다가오고 있다는 신호다. 이런 시야 증상이 있을 때 불안감이 커지는 것도 흔한 반응이다.

이러한 시야 전조 증상에는 자율신경계, 특히 부교감신경의 일종인 '미주신경'이 관여하고 있다. 편두통과 함께 기립성저혈압, 매스꺼움, 팔다리 저림 증상까지 동반된다면, 뇌혈관 질환이 아닌가 하고 걱정하는 경우도 많다.

한쪽 머리가 아프다고 모두 편두통은 아니다. 편두통보다 오히려 경추성 두통일 가능성도 높다. 경추성 두통은 목의 경추, 근육, 인대 등이 긴장되면서 생기는데, 특히 한쪽 머리만 아픈 양상으로 나타나는 경우가 많다. 편두통은 보통 4~8시간 이내에 끝나는 반면 경추성 두통은 하루 이상 지속되는 경우도 흔하다.

편두통이든 경추성 두통이든 그 이면에는 자율신경, 특히 교감신경의 항진이 작용하고 있는 경우가 많다. 긴장된 신경과 근육, 수축된 혈관은 통증을 유발한다. 속이 울렁거리거나 상열감처럼 열이 오르는 증상도 자율신경실조증의 일종일 수 있다.

자율신경 균형이 무녀진 결과일 수 있다

심한 편두통일수록 진통제나 약물만으로는 개선되지 않는 경우가 많다. 이때는 교감신경과 부교감신경의 균형을 잡

아주는 치료가 필요하다. 병원에서 시행하는 주사 치료나 물리 치료도 효과적일 수 있지만, 이 책에서 소개한 자율신경을 회복시키는 생활습관인 스트레칭, 마사지, 지압, 복식호흡 등도 병행해보면 좋다.

또한 편두통이나 긴장성 두통은 심할 경우 뇌혈관 건강에도 영향을 미칠 수 있다. 급성 스트레스나 과로로 교감신경이 급격하게 항진되면 혈압이 갑자기 상승해 혈관이 손상되거나 파열되는 뇌출혈로 이어질 수 있다. 특히 목 주위 근육이 딱딱하게 뭉치면서 목 통증을 동반하고, 경동맥 흐름이 방해되면서 갑작스러운 혈압 상승이 발생하기도 한다.

두통은 단지 머리만의 문제가 아니라 전신의 자율신경 균형이 무너진 결과일 수 있다. 따라서 약에만 의존하기보다는, 내 몸의 긴장 상태를 잘 살피고 교감신경의 항진을 완화하는 일상의 관리와 치료를 병행하는 것이 무엇보다 중요하다.

눈이 너무 뻐근해요

50대 가정주부입니다. 갱년기 전후로 자주 머리가 아파서 두통약을 달고 살고 있습니다. 그런데 어느 날부터 두통과 함께 눈이 너무 뻐근하고 조여들어서 항상 인상을 찌푸리고 살고 있습니다. 집 근처 안과에서도 눈에 문제가 없다고 했어요. 큰 병원 안과로 가서 다시 검사해도 눈은 괜찮다고 했어요. 신경과에 가서 머리 검사를 했는데 머리에도 문제가 없다고 하네요. 그런데 도대체 왜 이런 걸까요?

긴장이 눈 통증으로 이어진다

눈이 아프면 대부분 먼저 안과를 찾는다. 그러나 안과에서 별다른 이상이 없고, 신경과 CT나 MRI에서도 뚜렷한 원인을 찾지 못하는 경우가 많다. 이런 경우에도 자율신경의 불균형이 원인일 가능성을 살펴볼 필요가 있다.

대표적인 원인 중 하나는 스트레스로 인한 교감신경 항진이다. 긴장 상태가 지속되면 무의식적으로 이를 꽉 깨무는 습관이 생기는데, 이로 인해 턱 근육이 경직되고 이 부위를 지나는 삼차신경이 자극을 받는다. 삼차신경의 첫 번째 가지인 상안와신경은 눈 주위를 담당하므로, 이로 인해 눈이 뻐근하고 아픈 증상이 생길 수 있다. 이 경우 치과 치료나 턱 주변 근육을 마사지를 병행하는 것도 도움이 된다.

목의 문제도 눈 통증과 연관이 있다. 일자목, 거북목 같은 경추 불균형이나 목 주변 근육의 긴장은 교감신경까지 자극하게 되고, 이 신경이 안구 주위 근육까지 긴장시키며 눈 통증을 유발할 수 있다. 이런 경우, 목과 턱 주변을 마사지하거나 지압을 하면 눈 통증이 함께 개선되는 경우도 많다.

그 외의 원인들

눈에서 번쩍이는 불빛이 보이거나 시야에 아지랑이가 지나간 후 두통이 오는 사람도 있다. 이른바 '안구편두통'이다. 이는 주로 젊은 연령층에서 많이 나타나며, 눈 자체의 문제가 아니라 신경의 흥분성과 관련 있다. 이런 경우에는 편두통 약이나 신경 치료가 필요할 수 있고, 일상생활에서는 목빗근 마사지나 스트레칭이 도움이 될 수 있다.

눈을 도려내는 것 같은 극심한 통증, 눈물과 콧물이 동반되는 경우는 '군발두통'일 가능성도 있다. 이 두통은 매우 강한 통증으로, 주로 젊은 남성에게서 환절기에 자주 발생한다. 군발두통은 뇌혈관의 갑작스러운 확장과 자율신경의 이상 반응이 원인이며, 스테로이드, 산소치료, 교감신경 치료 등이 필요하다. 또한 찬물 샤워나 아이싱으로 증상을 완화시키는 경우도 있다.

염증성 통증도 있다. 눈 주위 두개골에 있는 공기 주머니에 염증이 생기면 눈 통증이 나타날 수 있다. 축농증이나 부비동염이 대표적이다. 이 경우에는 항생제나 소염제 치료가 필요하며, 생리식염수로 코 세척을 하는 것도 도움이 된다.

눈이 아프지만 검사상 이상이 없고, 특별한 치료도 마땅치 않다 보면 눈 통증은 만성 통증으로 이어지고 우울감이나 수면장애로 악화되는 경우도 많다.

이럴 땐 약에만 의존하지 말고, 눈 통증의 배경에 있는 자율신경의 불균형이나 근육 긴장을 함께 살펴보는 것이 중요하다. 그리고 여기에 소개한 원인 중 하나가 아닌지 확인해 보자. 스스로 일상에서 할 수 있는 지압, 스트레칭, 온찜질, 마사지 등도 좋은 보완 방법이 될 수 있다.

2부

감정에도 홍조가 있다

1장

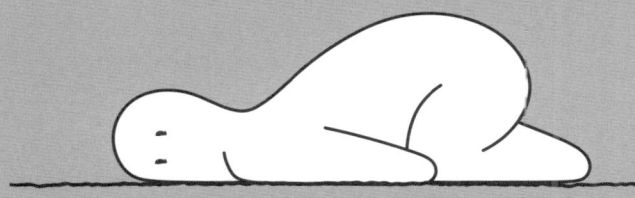

툭하면 가슴이 널뛰는 당신에게

툭하면 놀라고 가슴이 두근거려요

50대 초반 여성입니다. 심한 스트레스를 받고 나서 그날 저녁에 가슴이 두근거리면서 졸도할 것 같아 119를 타고 응급실에 갔습니다. 그런데 그 후로도 며칠 연속 너무 힘들어서 응급실을 가고 있습니다. 피검사, 심전도, 심초음파, 운동 부하 검사 등 심장 관련 검사는 다 했는데 빈맥 소견 말고는 특별히 심장의 문제는 없다고 부정맥 약을 처방해줘서 먹고 있습니다. 문제는 약을 먹어도 가슴이 두근거리고 숨까지 찹니다. 자율신경의 문제인가요?

불안한 심장 신호

　평소에 잘 놀라고 긴장하는 사람들 중에는 가슴 두근거림이나 빈맥 증상 때문에 당황하거나 힘들어하는 경우가 많다. 가슴이 이유 없이 두근거리면 누구나 불안해진다. 심장이 멀쩡히 뛰고 있는데, 그 심장에 이상이 생긴 건 아닐까 하는 걱정이 앞서게 된다. 특히 평소에 긴장에 예민하거나, 쉽게 놀라는 성격이라면 심장 두근거림이나 빈맥 증상은 삶의 질을 크게 떨어뜨릴 수 있다.

　심장 질환을 의심할 만한 두근거림 증상은 다음과 같다.

- 현기증이나 어지럼증 또는 실신 등의 증상이 동반된 경우
- 흉통이나 호흡 곤란이 있는 경우
- 심뇌혈관 질환 가족력이 있는 경우
- 고혈압, 고지혈증, 관상동맥 질환 등의 위험 인자가 있는 경우

　그런데 병원에서 정밀검사를 다 했음에도 불구하고 "심장에는 이상이 없습니다"라는 결과를 듣게 되는 경우가 적지

않다. 이런 경우에는 심장이 아닌 자율신경계의 이상, 특히 교감신경의 항진이 원인이 되는 경우가 많다.

교감신경은 우리가 긴장하거나 스트레스를 받을 때 활성화되는데, 이때 심장 박동이 빨라지고 수축력이 강해지면서 두근거림을 유발한다.

공황장애나 불안장애와 같이 정신적인 요인도 두근거림의 주요 원인이지만, 이때 느끼는 두근거림은 심장 기능 이상이 아니라, 자율신경실조증의 신호이기도 하다.

이러한 이유로 약을 먹어도 가슴 두근거림이 지속된다면, 단순히 심장에만 집중하기보다 교감신경의 상태를 살펴볼 필요가 있다. 자율신경이 안정되면 가슴 두근거림도 자연스럽게 완화될 수 있기 때문이다.

생활 속에서 실천하는 자율신경 안정법

생활 속에서 실천할 수 있는 자율신경 안정법에는 여러 가지가 있다. 복식호흡을 통해 심신을 이완시키는 습관을 들이고, 수면을 충분히 취하며, 카페인과 술 섭취를 줄이는 것만으로도 도움이 될 수 있다. 또한 긴장과 스트레스를 줄이기 위해 매일 일정 시간 명상이나 스트레칭, 산책 같은 활동을 생활화하는 것도 좋다.

가슴이 두근거리는 순간, 그저 불안에 휩싸이기보다 내 몸이 보내는 신호에 귀 기울여보자. 자율신경의 균형이 회복되면, 더는 응급실로 달려가는 일이 줄어들지도 모른다. 몸과 마음의 균형을 되찾는 것, 그것이 바로 진짜 치료의 시작이다.

가슴이 답답하고
숨 쉬기 힘들어요

30대 여성입니다. 요즘 들어 숨을 쉬는 게 힘들다는 느낌을 자주 받습니다. 숨이 편안히 쉬어지지 않고 들이마실 때 힘을 써서 숨을 들이마시게 되며 가슴도 답답함을 자주 느낍니다. 게다가 숨도 시원하게 다 쉬어지지 않는 거 같습니다. 내과에 가서 폐 검사와 피 검사를 다 했는데 이상이 없다고 합니다.
가끔은 숨이 목까지 차서 당황스러울 때도 있습니다. 숨을 힘들게 쉬다 보니 목도 아프고 등까지 아프고 몸살도 자주 나는 것 같습니다. 폐에는 이상이 없다고 하는데 왜 이렇게 숨을 쉬는 게 편치 않은 걸까요?

숨이 마음대로 쉬어지지 않는다면

숨이 가쁘고, 가슴이 답답해서 병원을 찾는 사람들이 적지 않다. 숨이 편하지 않다는 건 매우 주관적인 증상이기 때문에, 실제로 폐나 심장에 큰 이상이 없음에도 불편함을 느끼는 경우가 많다.

이런 경우 가장 먼저 생각하게 되는 건 폐나 심장의 문제다. 폐 질환으로 인한 호흡 곤란은 산소 공급이 원활하지 않거나, 폐 자체의 탄력이 떨어졌을 때 나타난다. 심장 질환의 경우에는 주로 호흡 곤란과 함께 가슴 통증이 동반된다. 이런 경우라면 내과에서 정밀한 검사와 치료가 반드시 필요하다.

그 외에 갑상선 문제나 빈혈도 숨이 차는 원인이 될 수 있다. 갑상선기능항진증이 있으면 신진대사가 급격히 올라가면서 맥박이 불규칙해지고, 심장박동도 빨라져서 숨이 가쁘게 느껴질 수 있다. 반대로 갑상선 기능 저하증이 있어도 에너지가 부족한 상태가 되면서 호흡곤란이 생기기도 한다.

빈혈도 중요한 원인 중 하나다. 산소를 운반하는 혈액 내 헤모글로빈이 부족하면, 체내 산소 공급이 원활하지 않아 조금만 움직여도 숨이 차고, 가슴이 뻐근할 수 있다.

또 한 가지 간과되기 쉬운 원인은 자세나 체형 문제다. 우리는 보통 호흡을 '폐'로 한다고 생각하지만, 실제로는 늑골(갈비뼈)과 횡격막의 움직임으로 이뤄진다. 횡격막은 경추에서 나오는 신경에 의해 움직인다. 그런데 경추(목뼈)의 건강 상태가 좋지 않으면 횡격막 기능도 떨어져 호흡이 불편해질 수 있다.

예를 들어 일자목이나 거북목이 있거나, 목이 틀어진 경우, 바른 자세를 유지했을 때보다 호흡이 훨씬 불편하게 느껴질 수 있다. 흉추에 측만증이 있는 경우에도 늑골이 자유롭게 움직이지 못해서 호흡이 제한될 수 있다. 이런 경우에는 통증 부위를 지압하거나, 가볍게 마사지, 스트레칭을 해주는 것만으로도 숨쉬기가 한결 편해질 수 있다.

그래도 숨쉬기 힘들다면?

문제는 폐나 심장, 내과 검사에서 특별한 이상이 없다는 결과를 받았는데도 여전히 숨쉬기가 불편할 때다. 이럴 땐 교감신경 항진을 의심해볼 수 있다. 교감신경이 과도하게 활성화되면 몸 전체가 긴장하게 되고, 횡격막이 부드럽게 움직이지 못하면서 호흡이 얕고 답답해진다.

스트레스가 심하거나 긴장 상태가 계속될 때, 또 불안이 반복되는 경우에 특히 이런 증상이 잘 생긴다. '과호흡증후군'처럼 숨을 깊이 들이마셨는데 오히려 숨이 막히는 느낌이 들면서 공포감까지 생기는 경우도 많다.

이런 상태가 반복되면 뇌는 이산화탄소 부족 상태로 오인해서 더 숨을 참으라고 명령하게 되고, 이 악순환은 점점 불안을 키우고 호흡을 더 어렵게 만든다.

이럴 때는 내과적 문제만을 바라보기보다, 내 몸의 신호를 읽고 스스로 자율신경을 안정시키기 위한 노력이 병행되어야 한다.

1. 복식호흡 연습하기

배에 손을 얹고 숨을 천천히 들이마시며 배가 부풀어오르게 한 다음, 천천히 내쉬며 배를 납작하게 만드는 호흡법이다. 하루 5분씩만 연습해도 긴장이 많이 줄어들 수 있다.

2. 바른 자세와 스트레칭하기

일자목, 거북목, 흉추 측만이 있을 경우에는 꾸준한 스트레칭과 자세 교정이 필요하다. 특히 목과 어깨, 흉곽을 부드럽게 풀어주는 동작이 숨쉬기에 큰 도움이 된다.

3. 카페인과 자극적인 음식 줄이기

커피, 매운 음식 등은 교감신경을 자극해 긴장을 높인다. 대신 따뜻한 물이나 차를 마시며 몸의 긴장을 푸는 습관을 들여보자.

4. 긴장 완화를 위한 명상과 수면 습관 만들기

자기 전 10분 명상이나 복식호흡, 스트레칭은 교감신경 흥분을 낮추는 데 큰 도움이 된다. 수면이 부족하거나 불규칙할 경우에도 호흡이 불편해질 수 있으니 밤 11시 이전 취침을 지키는 것도 중요하다.

숨쉬기가 어렵고 답답한 느낌은 때로는 마음에서 시작된다. 내과적, 구조적 원인이 아니라면, 지금 내 몸이 어떤 감정과 긴장을 안고 있는지 돌아보는 것이 숨을 편안하게 만들어주는 첫걸음이 될 수 있다. 오늘부터 천천히 숨을 내쉬어보자. 몸도 마음도 조금은 가벼워질 수 있다.

공황장애도 자율신경실조증인가요?

> 20대 여자입니다. 회사에서 좋지 않은 일이 생긴 후 갑자기 가슴이 덜컥 내려앉는 것 같은 느낌이 들면서 심장이 두근거리고 불안감이 몰려오는 경험을 했습니다. '스트레스 때문이겠지'라고 생각하며 대수롭지 않게 넘겼는데, 조금만 긴장을 하거나 당황하면 또 그런 증상이 반복되고 있습니다. 이전 같으면 아무렇지도 않게 넘길 일에도 놀라고, 조금만 긴장하면 숨이 차고 쓰러질 것 같아 겁이 납니다.

> 그래서 정신과를 찾아 공황장애라는 진단을 받고 신경안정제를 먹고 있습니다. 심리 치료도 권유받았지만, 시간을 내기가 어려워 약만 먹고 있는 상황입니다. 언제까지 약을 먹어야 할지 모르겠고, 다른 방법은 없는지 궁금합니다.

공황장애와 자율신경실조증의 연결고리

공황장애는 예고 없이 갑작스럽게 발생하는 공황발작을 주요 특징으로 하는 질환이다. 단순히 불안한 감정을 넘어서, 극도의 공포, 죽음에 이를 것 같은 느낌, 심장이 터질 것 같은 두근거림 등 신체적·정신적 증상이 동시에 나타난다.

강렬한 공황 증상은 자율신경의 균형이 무너졌을 때 잘 나타나며, 특히 교감신경이 과도하게 흥분한 상태에서 쉽게 유발된다.

공황장애 환자들은 종종 다음과 같은 증상을 함께 겪는다.

- 호흡이 답답하다
- 심장이 두근거린다
- 땀이 나고, 현기증이 있다
- 불안하거나 쓰러질 것 같은 느낌이 든다

이런 증상은 모두 교감신경 항진, 즉 신체가 극도로 경계 상태에 있을 때 나타나는 자율신경 반응이다. 실제로 공황장애 환자 중에는 과민성대장증후군, 하지불안증후군, 원인 불명의 통증, 이상 감각, 과호흡 증상 등 자율신경실조증과 겹치는 증상들을 호소하는 경우가 많다.

자율신경을 안정시키는 것이 핵심

공황장애가 의심된다면 정신과 진료를 받아 정확한 진단과 약물 치료를 받는 것이 우선이다. 그러나 자율신경의 균형을 회복하는 생활습관 관리도 병행되어야 증상의 재발을 줄이고 약물 의존을 낮출 수 있다.

1. 복식호흡 연습하기

들숨보다 날숨을 길게 천천히 하며 숨 쉬는 연습은 교감신경의 흥분을 가라앉혀준다.

2. 림프 마사지, 발 지압, 목 스트레칭하기

자율신경이 많이 분포하는 부위를 부드럽게 자극해주면 신체 긴장을 줄이는 데 효과적이다.

3. 규칙적인 수면과 식사하기

밤 11시 이전에 자고 일정한 시간에 식사하는 습관은 자율신경의 생체리듬을 회복시켜준다.

4. 무리한 운동보다 걷기나 요가 같은 가벼운 유산소 운동하기

심신 안정을 도와준다.

5. 디지털 디톡스와 명상하기

뇌의 과도한 자극을 줄이고, 감정적인 자극에 대한 반응성을 낮춰준다.

모든 자율신경실조증 환자가 공황장애를 겪는 것은 아니다. 공황장애는 유전적 소인, 심리적 성향, 뇌의 신경전달물질 불균형, 과거의 트라우마 등 다양한 요인이 복합적으로 작용할 때 나타날 수 있다. 중요한 것은, 공황장애든 자율신경실조증이든, 회복을 위해서는 단순히 약물에만 의존하지 말고 신체와 마음의 리듬을 되찾는 생활 전반의 개선이 필요하다는 점이다.

이처럼 공황장애는 자율신경실조증의 증상 중 하나로 나타날 수 있다. 하지만 그 자체로 독립적인 정신질환이기도 하며, 신경전달물질과 뇌 기능의 문제까지 함께 고려해야 한다. 따라서 약물 치료와 함께, 자율신경 안정에 도움이 되는 비약물적 생활습관 관리를 병행하는 것이 공황장애 극복의 핵심이다.

2장

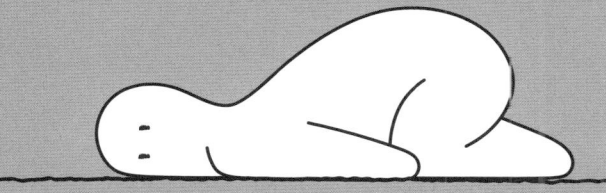

얼굴이
빨개지는 것도 병

주목받으면 얼굴이
화끈거려서 괴로워요

취업 준비 중인 20대 후반 여성입니다. 남들이 제게 말을 걸면 갑자기 긴장되면서 얼굴이 홍당무처럼 붉어져서 너무 당황스럽습니다. 여러 사람 앞에서 주목을 받게 되면 여지없이 얼굴이 빨개지는 게 싫어서 피부과를 여러 군데 다니면서 약도 먹고 혈관 레이저도 스무 번 넘게 했는데 크게 개선되는 게 없습니다. 교감신경 차단술을 받으면 효과가 있을까요?

홍조는 왜 생길까

겨울이 되면 자율신경실조증이 악화되면서 통증, 소화불량, 면역 질환 같은 증상이 심해진다. 하지만 이러한 신체적 불편보다 더 큰 스트레스로 다가오는 것이 바로 안면홍조와 감정홍조다. 감정홍조는 감정의 변화에 따라 얼굴이 붉어지는 증상이다. 특히 실내외 온도 차가 큰 겨울철에는 홍조가 더 심해지며, 사회생활에도 영향을 미칠 정도로 불편함을 초래할 수 있다.

홍조는 단순한 피부 문제가 아니다. 피부과에서 혈관 레이저를 받거나 한약을 먹거나 침 치료를 받아도 근본적인 해결이 되지 않는 이유는 홍조의 원인이 피부가 아니라 혈관, 그리고 신경의 문제이기 때문이다.

겨울에는 우리 몸이 체온을 유지하기 위해 교감신경이 평소보다 항진된 상태가 된다. 몸이 긴장하고 경직되면서 심리적 불안감이 증가하고, 얼굴이 쉽게 달아오르는 현상이 심해질 수 있다.

또한 뜨겁거나 매운 음식, 난방기 사용도 홍조를 악화시키는 요인이다. 차가운 공기 속에 있을 때 혈관에 수축되었다가 따뜻한 실내에 들어오면 얼굴이 빨개지는 경험을 해봤을 것이다. 혈관이 갑자기 확장되면서 얼굴로 혈액이 몰리는 현상(울혈)이다.

특히 혈관의 탄력이 떨어진 사람은 붉어지는 것도 심하다. 또 홍조가 가라앉는 데도 시간이 오래 걸리는 경우가 많다.

감정홍조에 동반되는 증상들

홍조가 생기는 사람들을 보면 예민하고, 긴장하거나 불안한 성향을 가진 경우가 많다. 이러한 성격적 특성은 유전적인 영향도 있지만, 교감신경이 항진되어 있는 상태가 원인일 수도 있다.

실제로 감정홍조 환자들은 다음과 같은 증상을 함께 경험하는 경우가 많다. 이러한 증상들은 교감신경과 부교감신경이 적절하게 조절되지 못하는 것이 원인일 가능성이 크다.

- 목과 어깨의 긴장감
- 수족냉증
- 기립성 저혈압
- 불면증
- 가슴 두근거림
- 과민성대장증후군

감정홍조를 치료하기 위해 피부과에서 혈관 레이저 치료를 받는 경우가 많다. 하지만 많은 경우 레이저 치료 후에도 홍조가 쉽게 없어지지 않는다.

앞서 말했듯 홍조의 원인이 피부 표면이 아니라, 피부 속 깊은 곳에 있는 혈관과 자율신경 기능 이상에 있기 때문이다. 심리적 긴장이나 불안이 심해질수록 심장에서 더 많은 혈액이 얼굴로 쏠리게 되고, 이는 피부 속 혈관을 확장시키면서 홍조를 유발한다.

따라서 혈관 레이저로 피부 표면의 혈관을 줄인다고 해도, 근본적인 원인을 해결하지 않으면 홍조는 계속 반복될 수밖에 없다.

홍조의 네 가지 원인

안면홍조는 많은 사람이 겪는 흔한 증상이지만, 얼굴이 붉어진다는 그 사실 자체가 스트레스로 다가오는 경우가 많다. 특히 감정홍조는 젊은 여성이나 예민한 성격을 가진 사람에게 더 많이 나타나며, 대인관계나 사회생활에도 큰 영향을 줄 수 있다.

안면홍조의 원인은 다양하지만 크게 네 가지로 나눌 수 있다.

1. 폐경기 홍조

주로 50대 여성에서 나타나며, 조기 폐경이나 난소 제거 수술 후 더 이른 시기에 발생할 수 있다.

2. 약물에 의한 홍조

고혈압약, 협심증약, 발기부전 치료제, 일부 진통제 및 위장약 등이 혈관 확장을 유발할 수 있다.

3. 감정홍조

긴장이나 당황 등의 감정 변화로 인해 발생하며, 교감신경 항진이 주된 원인이다. 감정홍조는 일반적인 안면홍조와 달리 다양한 자율신경실조증 증상이 동반될 수 있다.

4. 기타 원인

피부 질환(주사), 갑상선 질환, 부신 종양 등의 신경계 및 내분비 질환, 그리고 뜨거운 음료나 매운 음식 섭취도 홍조를 유발할 수 있다.

피부가 아닌 신경에 집중하자

감정홍조는 단순히 피부에서 벌어지는 반응이 아니다. 교감신경이 과도하게 흥분하면서, 심장이 빨리 뛰고 혈액이 안면에 몰리게 된다. 이때 확장된 혈관이 제때 수축하지 않으면 얼굴의 붉어짐이 오래 지속되며 홍조가 심해진다.

이러한 반응은 자율신경의 균형이 깨졌다는 신호이기도

하다. 감정홍조가 있는 사람들은 대체로 긴장이나 불안에 민감하며, 예민하고 스트레스에 취약한 성향을 보이는 경우가 많다.

이런 증상이 나타나면 많은 사람이 피부과에서 혈관 레이저 치료나 약물 치료를 시도한다. 하지만 피부에 나타난 현상만을 다스린다고 해서 근본적인 원인이 해결되는 것은 아니다. 자율신경, 특히 교감신경의 항진이 계속된다면 얼굴의 혈관은 반복적으로 확장되고, 홍조 증상은 쉽게 사라지지 않는다.

감정홍조를 치료하기 위해서는 단순한 피부 치료를 넘어서 교감신경의 과민 상태를 조절하는 것이 핵심이다. 스트레스를 줄이고, 예민해진 신경을 안정시키는 치료가 필요하다.

이를 위해 심리적인 안정, 이완요법, 규칙적인 수면과 운동, 균형 잡힌 식사 등의 생활 습관 개선이 매우 중요하다. 상황에 따라 약물 치료가 도움이 될 수 있으며, 매우 심한 경우에는 흉추 교감신경 절제술 같은 수술적 방법도 고려될 수 있다. 하지만 이 수술은 부작용의 위험도 있어 신중하게 판단해야 한다.

얼굴이 붉어지는 그 순간보다 더 중요한 것은 그 이면에 있는 몸과 마음의 상태다. 자율신경이 보내는 신호에 귀 기울이며, 내 몸의 균형을 되찾기 위한 노력이야말로 홍조를 해결하는 첫걸음이다.

예기불안을 줄이기

감정홍조를 겪는 사람들의 공통적인 특징 중 하나는 '얼굴이 붉어질 것 같은 느낌이 들기만 해도 실제로 홍조가 심해진다'는 점이다. 이것을 '예기불안'이라고 하는데, 감정홍조 환자의 80~90퍼센트가 이 불안을 경험한다.

예기불안이 발생하면 심장이 두근거리고, 혈관이 긴장되면서 얼굴로 가는 혈액량이 증가한다. 동시에, 혈관의 탄력이 저하되어 얼굴로 몰린 혈액이 쉽게 빠져나가지 못하게 된다. 그래서 감정홍조를 치료하려면 단순히 피부 치료를 하는 것이 아니라 예기불안을 줄이고, 교감신경의 항진을 조절하는 것이 가장 중요하다.

즉 감정홍조 치료의 핵심은 교감신경과 부교감신경의 균형을 맞추는 것이다. 이를 위해서는 다음과 같은 접근이 필요하다.

- 교감신경 항진을 줄이는 치료
- 자율신경의 균형을 맞춰주는 방법
- 중추신경(뇌)의 불안감 역치를 높이는 치료

홍조 치료를 받은 후 증상이 개선된 환자들은 성격이 더 차분해지고, 불안감이 줄어드는 것을 경험한다. 실제로 치료 후 환자 본인뿐만 아니라 배우자나 가족들이 '예전보다 짜증이나 화를 덜 내고 차분해졌다'는 변화를 느끼기도 한다. 감정홍조뿐만 아니라 수족냉증, 소화불량, 목·어깨 긴장, 수면장애, 공황장애 등의 증상도 함께 호전되는 경우가 많다.

이처럼 홍조를 개선하기 위해서는 교감신경과 부교감신경의 균형을 맞춰주는 치료뿐만 아니라, 중추신경이 느끼는 불안감을 낮추는 방법도 병행하면 더욱 효과적이다.

또한 스스로 예기불안을 극복할 수 있는 자신만의 방법을 찾는 것도 장기적으로 매우 중요하다. 감정홍조를 단순한 피부 문제로만 생각하지 말고, 신경과 혈관의 문제로 접근하면 보다 근본적인 해결책을 찾을 수 있다.

척추 수술 후 홍조가 심해졌습니다

50대 남성입니다. 6개월 전에 척추 수술을 하고 나서 몸 상태가 좋지 않더니 가슴이 두근거리고 상열감도 생기면서 홍조가 심해지는 것 같습니다. 최근에는 소화불량에 당뇨도 온 것 같습니다. 그래서 심장내과도 가보고 위·대장 내시경도 해봤지만, 큰 문제는 없다고 합니다. 홍조도 스트레스 때문이라며 피부과에서 치료를 받고 있지만, 개선의 기미가 보이지 않습니다 척추 수술 때문에 이런 증상이 생긴 것일까요?

척추 건강은 자율신경 건강이다

척추는 우리 몸의 중심축을 이루는 구조물이다. 이러한 척추의 밸런스나 구조에 문제가 생기면 일자목, 거북목 또는 척추측만증, 골반 틀어짐 등의 신체의 외형적인 변화도 잘 생긴다. 그뿐 아니라 이러한 외형적인 변화는 척추 전후 또는 좌우에 비대칭적인 하중을 가하게 되어 퇴행성 변화도 가속화한다.

그 결과 척추 디스크나 협착증 등으로 인해 수술적 치료까지 해야 하는 상황의 발생도 빈번해질 수 있다. 더 큰 문제는 척추의 밸런스가 무너지고 척추가 건강하지 않으면 자율신경의 건강에도 치명적일 수 있다는 것이다. 왜냐하면 자율신경은 구조적으로 척추의 앞쪽 면을 따라서 분포하는데 경추부터 요추까지 기찻길처럼 이어져 있기 때문이다.

게다가 척추 각 분절마다 존재하는 자율신경은 척추 안쪽의 척수라는 신경과도 밀접한 연관이 있다. 그렇기 때문에 척추가 불안정하면 자율신경계도 불안정해져서 다양한 신체 증상이 생기는 경우가 많다. 예를 들면, 경추의 문제는 두통,

어지러움, 이명, 수면장애 등을 유발할 수 있다. 흉추의 문제는 원인 불명의 통증, 떨림, 소화불량 등의 증상을 유발하거나 악화시킬 수 있다.

이처럼 척추는 단순한 지지 구조물이 아니라 신경계와 밀접하게 연결된 '신경의 통로'이기에, 척추 건강은 곧 자율신경 건강과 직결된다고 볼 수 있다.

척추 수술은 척추의 앞쪽이나 뒤쪽에서 근육을 절개하고 디스크나 협착증이 있는 부위의 척추뼈 일부를 깎아내거나 제거하는 경우가 대부분이다. 이 과정에서 척추 주변 근육, 인대, 힘줄 등의 손상은 불가피하며, 수술 후 척추 주변의 유착이나 경직이 생기는 경우도 흔하다.

이러한 척추 주변의 구조적 변화는 척추 앞쪽을 지나는 자율신경계에도 영향을 주는 경우가 드물지 않다. 외래에서 가장 흔히 볼 수 있는 경우가 바로 허리 수술을 하고 나서 다리가 차고 시리다고 호소하는 경우다. 이런 현상은 왜 나타나는 걸까?

요추 수술 후에 요추 부위에 있는 교감신경의 긴장도가 높아져서, 다리로 가는 교감신경의 긴장이 다리의 혈관을 수축시킨다. 그러면 혈액순환이 저하되면서 이런 현상이 발생하는 경우가 많다. 척추 수술 후 발생한 자율신경과 연관된 증상들은 실제로 자율신경의 구조적인 변화가 동반된 경우가 많다. 그래서 일반적인 자율신경실조증에 비해서 치료가 어렵다는 게 더 큰 문제다.

스테로이드 사용 여부를 점검하자

더불어 척추 수술 과정에서 스테로이드 주사를 반복적으로 맞은 경우라면, 그 영향도 무시할 수 없다.

스테로이드는 많은 질환에 사용되는 강력한 약물이지만, 자율신경에도 영향을 미칠 수 있다. 흔히 스테로이드는 몸에 좋지 않다는 인식이 있지만, 사실 우리 몸에서 자연스럽게 생성되는 중요한 호르몬이다. 스트레스 상황이 발생하면 뇌의 신호를 통해 부신에서 스테로이드 호르몬, 즉 '코티솔'이 분비되며, 이는 우리 몸을 보호하기 위한 방어 기제로 작용한다.

코티솔이 분비되면 몸은 위기에 대비하기 위해 혈당과 혈압을 높이고, 불필요한 면역 반응을 억제한다. 이러한 특성 때문에 스테로이드는 강력한 항염 작용을 하며, 척추·관절 질환, 피부 질환, 염증성 장 질환 등 다양한 질환의 치료에 사용된다. 하지만 인위적으로 스테로이드를 장기간 사용하면 면역력이 약화되고 호르몬 균형이 깨지면서 자율신경 기능에도 영향을 줄 수 있다.

특히 스테로이드를 반복적으로 투여하면 몸이 스스로 코티솔을 분비하는 기능이 저하될 수 있다. 그 결과 신체 균형이 무너지고, 교감신경이 항진되면서 두근거림, 홍조, 상열감 같은 증상이 나타날 수 있다. 스테로이드를 무분별하게 남용하면 당뇨, 고혈압, 골다공증 같은 대표적인 부작용이 생길 뿐만 아니라 자율신경실조증 증상을 악화시킬 수도 있다.

척추나 관절 치료, 피부 질환, 염증 치료 등을 받으면서 스테로이드를 사용한 후 자율신경실조증 증상이 심해지는 사례는 종종 보고된다. 앞의 사례에서도 척추 협착증으로 인해 여러 차례 스테로이드 주사를 맞았고, 그 과정에서 교감신경이 항진되면서 홍조와 두근거림 같은 증상이 발생했을 가능성이 있다. 이러한 증상은 일시적인 경우도 있지만, 스테로이드 사용을 조절하지 않으면 증상이 반복될 수 있다.

운동선수나 일반인이 근육 증가를 목적으로 사용하는 아나볼릭 스테로이드 역시 자율신경계에 영향을 미칠 수 있다. 아나볼릭 스테로이드는 직접적으로 교감신경을 항진시키지는 않지만, 장기적으로 복용하면 호르몬 균형을 교란시켜 자율신경의 항상성 유지에 혼란을 줄 수 있다. 결국 몸이 지속적인 긴장 상태에 놓이면서 교감신경이 과도하게 활성화될 가능성이 높아진다.

스테로이드는 제대로 사용하면 강력한 치료 효과를 발휘하지만, 불필요하게 사용하거나 남용하면 자율신경계에도 부정적인 영향을 미칠 수 있다. 특히 자율신경실조증을 치료하는 과정에서 증상이 갑자기 악화된다면, 스테로이드 사용 여부를 점검해보는 것이 중요하다. 스테로이드의 장단점을 정확히 이해하고, 필요한 경우에만 적절한 용량을 사용하는 것이 건강을 유지하는 데 필수적이다.

식은땀이 멈추지를 않아요

70세가 다 되어가는 여자입니다. 코로나 백신 접종 후 고열과 오한으로 응급실에 다녀온 뒤로 땀이 너무 많이 납니다. 그냥 땀이 아니라 식은땀이 시도 때도 없이 나고, 자고 일어나면 이불이 흥건히 젖을 정도입니다. 땀 때문에 자다가도 여러 번 깨고요. 내과에서도 이상이 없다고 해서 한약을 먹다가 정신과에서 안정제, 우울증약, 수면제를 복용하고 있는데도 하루하루가 너무 힘들고 사는 게 괴롭게 느껴집니다. 방법이 있을까요?

식은땀의 중심에 교감신경이 있다

이처럼 식은땀이 계속된다면 단순한 체온 조절의 문제가 아니라, 우리 몸 안의 자율신경 균형이 무너졌다는 신호일 수 있다.

우리가 흔히 흘리는 땀은 체온을 조절하기 위한 생리적인 반응이다. 운동을 하거나 더운 곳에 있을 때 체온이 올라가면 땀이 난다. 그런데 특별히 더운 것도 아닌데도 시도 때도 없이 나는 식은땀은 이야기가 다르다. 이때 작용하는 신경이 바로 자율신경계, 그중에서도 교감신경이다.

식은땀이란 말 그대로 차고 끈적한 느낌의 땀으로, 체온 조절이 아닌 몸의 경고 신호로 나타나는 경우가 많다. 교감신경이 항진되면 몸은 위기 상황이라고 판단하고 땀샘을 자극해 땀을 내보낸다. 폐경기 여성에게 흔히 나타나는 상열감, 자가 면역 질환이나 감염, 심혈관 질환, 심지어 정신적인 스트레스나 우울증, 공황장애도 식은땀의 원인이 될 수 있다.

특히 스트레스는 뇌의 대뇌피질을 자극해 교감신경을 과도하게 흥분시키고, 이로 인해 체온 조절과 관계없는 과도한

땀 분비가 일어날 수 있다. 정신적 긴장이 지속되면 밤에도 땀이 나고, 이로 인해 수면이 방해받는다. 결국 몸과 마음이 더 피로해지는 악순환이 반복된다.

만약 검사상 특별한 문제가 없다면, 이젠 우리 몸을 좀 더 깊은 차원에서 들여다볼 필요가 있다.

자신을 편안하게 해주자

요컨대, 땀 분비는 자율신경이 적절하게 작동할 때 정상적으로 이루어진다. 교감신경이 항진되거나 자율신경이 불균형해지면 식은땀이 심해질 수 있다.

식은땀이 지속된다면 먼저 내과적 검사를 통해 심혈관 질환, 호르몬 이상, 자가 면역 질환 등의 원인을 확인해야 한다. 특별한 문제가 없다면, 나의 교감신경을 항진시키는 육체적, 정신적, 화학적 스트레스는 없는지 생각해보자. 있다면 그 스트레스를 줄이거나 회피하는 게 최선이다. 그리고 교감신경을 안정화하는 생활습관을 실천하는 게 중요하다.

식은땀은 단순히 '땀이 많이 난다'는 문제를 넘어서, 몸과 마음이 모두 지쳐 있다는 신호일 수 있다. '왜 이렇게 괴로운가'라는 질문 대신, '어떻게 나를 조금 더 편안하게 해줄 수 있을까'를 스스로에게 물어보는 것이 필요하다. 작은 습관의 변화가 내 몸과 마음에 큰 위로가 될 수 있다.

3부

몸과 마음이 예민한 사람들의 신경

1장

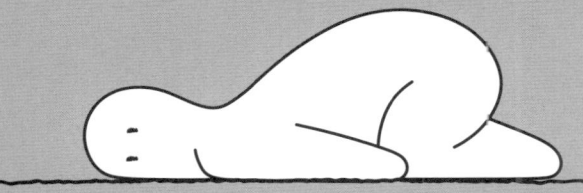

속이 문제인 줄
알았습니다

장이 예민해서
우울증까지 생겼어요

저는 대학교 1학년 신입생입니다. 평소 예민하고 긴장을 잘하는 성격에 소심하고 남들의 이목에도 신경을 매우 많이 씁니다. 대학에 입학해서 새로운 환경에 노출되다 보니 예민함이 더 심해져서 위장 장애가 심해졌습니다. 항상 복부 팽만감이 있고 속이 더부룩하며 화장실을 너무 자주 가게 됩니다.
시도 때도 없이 화장실을 가야 하는 상황이 너무 싫습니다. 조금만 긴장하고 낯선 상황에서는 여지없이 화장실을 가야 하니 항상

> 화장실이 어디에 있는지 찾는 습관마저 생겼습니다. 게다가 요즘은 강의를 듣다가 갑자기 방귀가 나오는 일이 생기면서 너무 스트레스를 받다 보니 학교도 가기 싫어지고 우울증까지 생겼습니다.

소화기에 나타나는 정신 질환

과민성대장증후군을 겪는 많은 사람이 비슷한 이야기를 한다. 긴장을 하면 배가 아프고, 불안할수록 화장실에 가고 싶어지며, 낯선 환경에서는 늘 화장실부터 찾게 되는 자신을 보며 자책하기도 한다. 하지만 이것은 단순한 '소화 문제'가 아니다. 몸이 스트레스를 소화하지 못해 보내는 경고이자, 뇌와 장 사이의 미묘한 균형이 깨졌다는 신호다.

과민성대장증후군은 이름만 보면 단순히 대장의 문제 같다. 하지만 사실은 '소화기에 나타나는 정신적 질환'이라 불릴 정도로 정신적인 스트레스와 깊이 연결되어 있는 자율신경계의 문제다.

위장에는 1억 개 이상의 자율신경 세포가 분포해 있다. 이 자율신경 중 교감신경은 위장 운동을 억제하고, 부교감신경은 이를 촉진하는 역할을 한다. 그런데 긴장, 불안, 스트레스 같은 감정은 교감신경을 항진시켜 소화기 기능을 둔화시키거나, 때론 과도하게 자극해 장 운동의 불균형을 만들게 된다. 그 결과, 설사와 변비가 반복되고, 복부 팽만과 복통이 수시로 나타나며, 심하면 사회생활에까지 부정적인 영향을 미치게 된다.

실제로 과민성대장증후군 환자의 약 30퍼센트는 두통, 식은땀, 불면증, 월경불순 같은 자율신경실조증 증상을 함께 겪고 있다. 많은 경우 우울감이나 불안증도 동반된다. 그래서 일반적인 위장약보다 신경안정제나 자율신경 조절 치료가 더 효과적인 경우가 많다.

감정이 안정되어야 장도 건강하다

우리 몸은 마음의 상태를 소화기관을 통해 말한다. 위장은

'제2의 뇌'로 불릴 만큼 감정과 밀접한 기관이다. 실제로 행복 호르몬이라 불리는 세로토닌의 95퍼센트가 장에서 만들어진다. 이 말은 곧, 장이 건강해야 기분도 안정되고, 감정이 안정되어야 소화도 잘된다는 의미다.

따라서 과민성대장증후군의 치료는 단순히 위장만을 바라봐서는 안 된다. 뇌와 장을 연결하는 자율신경, 특히 부교감신경의 기능을 회복하는 것이 중요하다.

이를 위해 스트레스를 줄이고, 마음을 안정시키며, 부교감신경을 활성화하는 생활습관을 실천하는 것이 핵심이다. 복식호흡, 명상, 가벼운 운동, 충분한 수면, 규칙적인 식사 습관 등이 도움이 될 수 있다.

장도 마음처럼 예민하다. 몸과 마음이 모두 편안해야 소화도 편안해진다. 예민한 장 때문에 불편한 하루를 보내고 있다면, 오늘부터 내 마음과 위장을 함께 돌보는 연습을 해보자. 생각보다 큰 변화가 시작될 수 있다.

속이 더부룩하고 어지러워요

40대 후반 남성입니다. 컨디션이 좋지 않으면 속이 먼저 더부룩해지면서 머리가 띵해지고 어지러워집니다. 이것 때문에 내과에서 내시경 검사도 여러 번 해보고 신경과에서 머리 검사도 해봤는데, 문제가 없다고 합니다. 신경성이라고 하면서 신경안정제를 처방해주는데, 약을 먹으면 잠시 괜찮기는 합니다. 하지만 계속 약을 먹으면서 지낼 수도 없고, 심할 때는 약을 먹어도 듣지도 않습니다.

> 최근에는 기능의학과에서 여러 가지 검사를 하고 수액 주사 치료도 받고 있는데 신통치 못한 것 같습니다. 우연히 이게 자율신경 문제일 수 있다는 이야기를 들었는데, 맞는 말인가요?

미주신경은 뇌와 위장의 연결고리

소화가 잘되지 않거나 위장이 자주 더부룩하면서 머리까지 멍해진다면 분명 내 몸 어딘가가 불편하다는 신호다. 그런데 검사 결과는 늘 '정상'이다. 그럴 때 의사에게서 듣는 말은 '신경성', '기능성'이라는 진단이다. 마음이 복잡하고 답답해지는 순간이다.

위장 문제로 병원을 찾는 사람 중 많은 경우가 내시경, 복부 CT 등 정밀검사를 해도 특별한 이상을 발견하지 못한다. 이럴 때 진짜 원인은 소화 기능을 조절하는 자율신경의 문제일 수 있다. 위장의 운동, 분비, 흡수 같은 기능은 모두 자율신경의 정교한 조절을 통해 이루어지기 때문이다.

자율신경 중에서도 특히 부교감신경인 '미주신경'은 뇌와 위장을 연결하는 중요한 통로다. 미주신경은 위장이 지금 어떤 상태인지 뇌에 전달하고 뇌는 이를 바탕으로 위장 운동과 분비를 조절한다.

그런데 스트레스나 긴장 등으로 교감신경이 항진되면 위장 기능이 억제되고, 소화불량, 위식도 역류, 설사·변비가 반복되게 된다. 신체는 위험에 대응하느라 '소화'보다는 '방어'에 에너지를 집중하기 때문이다.

위장 자체에 염증이 있는 경우에는 약물 치료가 잘 듣지만, 자율신경이 문제일 때는 치료가 훨씬 어렵고 시간이 오래 걸린다. 특히 평소 스트레스를 많이 받고 감정 기복이 심한 사람일수록 위장 증상이 자주 나타나는 것도 이 때문이다.

또한 뇌와 위장은 발생학적으로 같은 기원에서 만들어졌기 때문에 기능적으로도 밀접하게 연결되어 있다. 뇌가 스트레스를 느끼면 위장이 긴장하고, 위장이 불편하면 뇌도 흐려진다. 실제로 장 건강이 나빠지면 기분도 나빠지고, 장이 편안하면 마음도 편해지는 경험을 누구나 한번쯤은 해봤을 것이다.

최근에는 파킨슨병 같은 신경계 질환도 위장과 자율신경의 이상에서 시작될 수 있다는 연구가 많아졌다. 파킨슨병 초기 증상으로 만성 변비가 나타나는 경우가 많고, 위장 기능 이상이 먼저 신호를 보내는 경우도 있다.

자율신경의 균형을 회복하자

결국 기능성 위장 장애를 극복하기 위해서는 단순히 위장약을 복용하는 것을 넘어, 스트레스를 줄이고 자율신경의 균형을 회복하는 것이 중요하다. 이를 위해선 다음과 같은 습관이 도움이 된다.

- 충분한 수면과 규칙적인 식사
- 복식호흡, 스트레칭, 명상 같은 이완 요법
- 긴장을 푸는 산책, 가벼운 유산소 운동
- 자극적인 음식 줄이기
- 마음을 가볍게 하는 대화나 취미 생활

미주신경은 우리 몸속에서 끊임없이 뇌와 위장을 오가며 균형을 맞추고 있다. 내가 스트레스를 얼마나 잘 관리하고, 몸을 어떻게 돌보고 있는지가 곧 위장 건강, 더 나아가 전신 건강으로 이어진다. 몸이 보내는 신호에 귀 기울이고, 뇌와 장의 연결을 회복하는 일이 지금 내 몸이 진짜 원하는 치료일지도 모른다.

소화불량을 달고 살아요

29세의 초등교사입니다. 만성적인 소화불량 증상으로 내시경이나 복부 CT 검사를 여러 번 했지만, 특별한 이상이 없어 '신경성 소화불량'이라는 진단을 받았습니다. 소화제와 위장약을 계속 먹고 있지만 차도가 없고, 위장이 굳어 있는 것 같은 느낌이 자주 듭니다.

변비와 설사가 번갈아 나타나고, 어떤 병원에서는 '과민성대장증후군'이라는 말도 들었습니다. 자율신경 검사에서는 부교감신경

> 항진이라는 결과가 나왔는데, 부교감신경은 몸을 편안하게 해주는 신경 아닌가요? 그런데 왜 제 위장은 이렇게 편하지 않을까요?

위장이 편하지 않은 이유

이러한 고민은 자율신경실조증을 앓고 있는 많은 사람이 공통적으로 겪는 이야기다. 특히 위장 문제는 자율신경의 영향을 가장 먼저 받는 대표적인 증상 중 하나다.

위장관은 자율신경의 지배를 강하게 받는 기관이다. 우리가 의식하지 않아도 소화액을 분비하고 장을 움직이며, 영양소를 흡수하는 일을 자율적으로 수행한다.

자율신경에는 두 가지 축이 있다고 했다. 교감신경과 부교감신경이다. 두 신경은 서로 균형을 이루며 작동해야 하는데, 이 균형이 깨지면 위장도 예민하게 반응한다.

예를 들어 교감신경이 항진되면 몸은 '긴장 모드'에 들어가 위장이 수축한다. 소화액 분비가 줄어들며 명치가 조여오는 듯한 느낌이나 음식이 내려가지 않는 더부룩함을 경험하게 된다. 반대로 부교감신경이 지나치게 활성화되면 위장은 무기력해진다. 소화 속도가 느려지면서 역시 소화불량이 나타난다. 이럴 땐 배가 무겁고, 항상 속이 가득 찬 느낌에 피로까지 더해지기도 한다.

문제는 이런 양상이 배 위쪽에만 그치지 않는다는 점이다. 배 아래쪽의 과민성대장증후군 역시 자율신경의 영향을 강하게 받는다. 스트레스를 받으면 교감신경이 긴장하면서 설사나 복통이 유발되고, 반대로 부교감신경이 과도하면 장 운동이 둔해져 변비가 생긴다. 교감과 부교감신경이 불안정하게 오르락내리락할 때는 설사와 변비가 번갈아 나타나는 혼란스러운 증상도 경험하게 된다.

위장 문제는 이처럼 한 가지 신경만의 영향이라기보다는, 두 신경의 균형이 무너진 결과로 이해하는 것이 더 정확하다. 단순히 위장약으로 해결되지 않는 이유도 이 때문이다. 따라서 표면적인 소화 증상만을 다루는 것이 아니라, 그 배경에 있는 자율신경의 불균형을 바로잡아야만 근본적인 회복이 가능하다.

또한 위장은 단지 음식물이 지나가는 통로가 아니다. 앞서 설명했듯 위장은 뇌와 밀접하게 연결되어 있다. 그래서 우리가 느끼는 감정이나 스트레스가 위장에 직접적인 영향을 준다. 기분이 좋을 땐 소화도 잘 되고, 마음이 불편하면 밥맛도 떨어지는 경험을 누구나 해봤을 것이다. 이것이 바로 자율신경과 미주신경을 매개로 한 뇌-장 연결 시스템의 결과다.

내 몸을 편안한 상태로 되돌리자

위장 증상이 오래 지속되고, 소화제나 위장약만으로 호전되지 않는다면 이제는 '신경성'이라는 말에 담긴 진짜 의미를 새롭게 이해할 필요가 있다. 단지 예민해서가 아니라, 내 몸의 자율신경 균형이 무너졌다는 신호일 수 있다.

이럴 때 가장 중요한 것은 내 몸을 편안한 상태로 되돌리는 것이다. 스트레스를 줄이고, 긴장을 푸는 습관을 들이자. 교감신경의 항진을 진정시킬 수 있는 방법들을 실천해야 한다. 복식호흡, 규칙적인 생활, 산책이나 가벼운 운동, 명상,

마사지 같은 일상적인 실천이 위장 건강의 회복에 큰 도움을 줄 수 있다.

위장은 마음의 거울이다. 내 위장이 편하지 않다면, 어쩌면 지금 내 마음도 그렇다는 뜻일지 모른다. 소화제를 넘어서, 이제는 내 몸과 마음을 함께 다독여주는 시간이 필요할 때다.

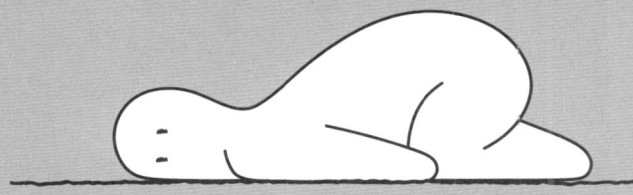

2장

만져지지 않는
통증의 정체

양팔이 감전된 것처럼 아파요

58세 여자입니다. 오래전부터 목과 어깨가 아프고 양팔도 저리고 붓습니다. 피가 잘 안 통하는 것 같은 느낌도 들어 한의원에서 침 치료를 받고 도수 치료도 자주 받았습니다. 그래도 나아지지 않아서 척추관절 전문병원에서 MRI 검사를 했더니 목 디스크와 어깨 염증이 있다고 하더군요.
시술을 권유받고, 걱정 끝에 목 디스크 시술을 받았습니다. 그런데 나아지지 않았습니다. 결국 수술까지 받았지만 오히려 팔은 더

> 시리고, 화끈거리며, 뭔가 스멀스멀 기어 다니는 느낌, 감전된 것 같은 통증까지 생겼습니다. 자율신경의 문제일 수도 있다고 하던데, 정말 그런 걸까요?

보이지 않는 고통의 원인

이처럼 명확한 검사 소견이 있음에도 불구하고 시술이나 수술 이후에도 증상이 전혀 개선되지 않고, 오히려 더 심해졌다면 단순한 구조적인 문제만으로 설명하기 어려운 경우일 수 있다. 교감신경 항진이라는 자율신경의 문제를 함께 고려해봐야 할 때다.

우리는 흔히 목이나 어깨, 팔의 통증이 생기면 '목 디스크', '오십견', '거북목' 같은 정형외과적 진단부터 떠올린다. 그러나 문제는 영상 검사에서 구조적인 이상이 명확하게 드러나지 않거나, 오히려 수술 후에도 통증이 사라지지 않을 때다. 병원에서는 할 수 있는 검사는 다 했고 치료도 받았지만, 내 몸의 고통은 여전히 남아 있다.

이럴 때 통증의 범위를 조금 더 넓게 바라볼 필요가 있다. 교감신경의 항진, 즉 자율신경계의 긴장이 풀리지 않고 과도하게 흥분된 상태가 지속되어 통증을 만들어내고 있을 수 있기 때문이다.

교감신경은 우리 몸을 '긴장 상태'로 만드는 신경이다. 스트레스를 받거나 위기 상황에서 활성화되어 심박수를 높이고 혈관을 수축시키고, 근육을 긴장하게 만든다. 그런데 이 상태가 만성화되면 혈액순환이 나빠지고, 근육은 항상 뻣뻣하게 굳어 있으며, 신경은 예민해진다. 그 결과 팔이 시리고 저리며, 화끈거리거나 감전된 듯한 이상 감각, 스멀스멀 기는 듯한 느낌까지도 생길 수 있다.

문제는 이런 상태가 단순히 팔에만 국한되지 않는다는 점이다. 교감신경의 항진은 위장 장애, 수면 장애, 만성피로, 불안 증상까지 동반하는 전신 증상으로 확산된다. 처음에는 목과 어깨의 뻐근함으로 시작되었다가 어느새 가슴이 답답하고 소화도 안 되고 불면까지 겪게 되는 것이다.

교감신경을 안정시키는 습관을 병행하자

　이럴 때는 단순히 진통제나 물리 치료만으로는 해결이 어렵다. 신경 자체가 예민해져 있기 때문에, 신경안정제나 항우울제가 더 효과적일 수 있다. 물론 약물에만 의존하기보다 교감신경을 안정시키는 생활습관을 병행하는 것이 중요하다.
　복식호흡, 가벼운 산책, 규칙적인 수면, 몸을 이완시키는 스트레칭, 림프 순환을 도와주는 마사지 등은 신경계의 과민 반응을 가라앉히고 몸의 밸런스를 회복하는 데 큰 도움이 된다.
　통증이 수술 이후에도 계속되고, 기존의 검사로는 설명되지 않으며, 다양한 신체 증상과 감정 변화까지 함께 느껴지는가? 그렇다면 그 통증은 신경계가 보내는 도움 요청의 신호일지도 모른다. 보이지 않는 신경의 작용을 이해하고 다스리는 것, 그것이 진짜 회복의 시작이 될 수 있다.

대상포진 후
통증이 지속돼요

60대 후반의 남성입니다. 3개월 전 겨드랑이와 가슴 앞쪽, 등까지 대상포진이 심하게 생겨 내과와 피부과에서 치료를 받았습니다. 다행히 피부의 수포는 사라졌지만, 문제는 그 후부터입니다. 통증이 너무 심해서 밤잠을 설칠 정도인데, 아무리 강한 약을 먹어도 통증이 잡히지 않습니다. 면역력이 약해서 회복이 더디다는 말도 들었고, 동네 병원에서는 자율신경이 좋지 않아서일 수도 있다고 합니다. 정말 방법이 없는 걸까요?

대상포진 후 신경통의 정체

이런 고민은 대상포진을 앓은 뒤 많은 사람이 겪는 어려움이다. 대상포진은 단순히 피부에만 발생하는 바이러스 질환이 아니다. 면역력 저하와 자율신경의 불균형이 함께 작용하는 전신적인 질환이다. 발진이 사라졌다고 해서 끝난 것이 아니다. 그 이후 찾아오는 지속적인 통증이 삶의 질을 심각하게 떨어뜨릴 수 있다.

특히 대상포진 후 신경통은 신경이 손상된 상태에서 계속 통증 신호를 보내는 일종의 '고장난 경보 시스템'이라 볼 수 있다. 수포는 사라졌지만, 신경은 여전히 염증과 손상 상태에 놓여 있어, 아주 작은 자극에도 극심한 통증을 느끼는 것이다. 옷깃만 스쳐도 아프고, 밤에 통증 때문에 잠에서 깨는 일이 반복되며, 만성 피로와 우울감까지 동반되는 경우도 많다.

문제는 기존 치료로 완전히 해결되지 않는다는 점이다. 진통제, 신경안정제, 가바펜틴이나 프레가발린 같은 약을 써도 큰 효과를 보지 못하는 경우가 많다. 이유는 단순한 신경 손상만의 문제가 아니기 때문이다.

실제로 대상포진 후 신경통은 자율신경계, 특히 교감신경의 항진 상태가 통증을 증폭시키는 데 크게 관여한다. 교감신경이 긴장 상태를 유지하면 혈관이 수축되고, 혈액순환이 원활하지 않아 신경 회복이 더뎌지고 통증이 더 심해지는 악순환이 반복되는 것이다.

신경의 흥분을 진정시키자

이럴 때는 교감신경 차단술과 같은 치료를 통해 신경의 과도한 흥분을 진정시키는 방법이 고려될 수 있다. 더불어 PRP 치료(자가 혈소판 주사)는 손상된 신경을 회복시키는 데 효과적인 재생 치료로, 운동선수들의 부상 치료에도 활용될 만큼 회복력을 높이는 데 도움이 된다.

하지만 무엇보다 중요한 것은 몸 전체의 균형을 회복하는 것이다. 자율신경이 균형을 잃고 교감신경이 지속적으로 항진된 상태에서는 아무리 좋은 치료를 해도 효과가 반감될 수 있다. 따라서 통증을 줄이는 것과 동시에 면역력을 회복하고 자율신경을 안정시키는 생활습관을 함께 실천하는 것이 필요하다.

- 충분한 수면과 규칙적인 생활
- 스트레스를 줄이고 마음을 안정시키는 활동(명상, 산책, 복식호흡 등)
- 면역력을 높이는 영양 섭취(단백질, 항산화 성분 등)
- 신체 회복을 돕는 적절한 유산소 운동과 순환 마사지

대상포진 후 신경통은 결코 가벼운 통증이 아니다. 하지만 너무 늦기 전에 신경계의 과민 반응을 다스리고, 자율신경의 균형을 회복하는 방법을 찾는다면 회복의 실마리를 찾을 수 있다. 지금의 통증은 몸이 보내는 회복을 위한 마지막 신호일지도 모른다.

날씨가 추워지면 몸이 아파요

> 몇 개월 전에 전신 통증과 소화불량 등의 증상으로 여섯 번 주사 치료를 하고 정말 많이 좋아졌습니다. 그런데 최근 날씨가 추워지면서 다시 증상이 처음처럼 조금씩 생기는 듯합니다. 치료 전만큼 힘들지는 않은데, 다시 치료를 하러 가야 할지 고민이 됩니다.

추운 날씨에 악화되는 통증

자율신경실조증이 있는 사람들은 건강한 사람보다 날씨 변화에 민감하게 반응하는 경우가 많다. 특히 날씨가 추워지면 체온을 유지하려는 생리적 변화가 일어나면서, 치료 후 호전되었던 증상이 다시 악화되는 경우도 흔하다.

체온 조절은 뇌의 시상하부가 담당한다. 시상하부는 '뇌의 온도계' 역할을 하며, 체온이 떨어지면 우리 몸이 일정한 체온을 유지하기 위해 자동으로 반응하도록 만든다.

추운 환경에서는 시상하부가 체내 열을 발생시키도록 신호를 보낸다. 이 과정에서 뇌하수체가 부신피질자극호르몬과 갑상선자극호르몬을 분비한다. 이 호르몬들은 신진대사를 촉진해 열을 발생시키고, 체온을 유지하는 역할을 한다.

추운 날씨에는 교감신경도 활성화된다. 교감신경이 항진되면 근육이 미세하게 수축하면서 열을 발생시키는데, 이로 인해 몸이 부들부들 떨리거나 소름이 돋는 현상이 나타난다. 체온을 유지하려는 과정에서 교감신경이 더욱 긴장되면서, 기존의 자율신경실조증 증상이 악화될 수 있다.

자율신경실조증의 대표적인 증상들은 교감신경이 과도하게 항진될 때 나타나는 경우가 많다. 추운 날씨에는 체온 유지 과정에서 교감신경이 더욱 활성화되기 때문에, 기존의 증상이 다시 심해질 수 있다. 대표적인 증상으로는 통증, 위장관 문제, 면역력 저하가 있다.

1. 추위와 통증

추운 날씨는 혈액순환을 방해하고 근육을 긴장시킨다. 그 결과, 기존의 근육통이나 척추·관절 통증이 더욱 심해질 수 있다. 특히 목이나 허리 디스크, 오십견 등의 통증을 호소하는 사람들은 날씨가 추워지면 증상이 악화되기 쉽다.

또한 추위는 신경통을 유발하거나 심화시키는 요인이 될 수 있다. 예를 들어, 삼차신경통은 날씨가 추울 때 더욱 심해지는 경우가 많다. 복합부위통증증후군CRPS처럼 극심한 신경통을 동반하는 질환도 추운 환경에서 증상이 악화될 수 있다. 이러한 통증들은 혈액순환 저하와 교감신경의 과도한 항진이 원인일 수 있다.

2. 추위와 소화불량

소화불량이나 위장 장애도 추운 날씨에 악화되는 경우가 많다. 건강보험심사평가원 통계에 따르면, 겨울철에는 위장 장애로 병원을 찾는 환자가 평소보다 20퍼센트 증가한다고 한다.

체온이 낮아지면 위장으로 가는 혈류량이 감소하면서 소화 기능이 떨어진다. 또한 활동량이 줄어들면서 위장 운동도 둔화된다. 게다가 체온을 유지하기 위해 교감신경이 더욱 긴장하면, 위장 근육이 경직되거나 위산 분비가 줄어들어 소화가 어려워질 수 있다. 이러한 이유로 변비나 속쓰림 같은 증상이 더욱 심해질 수 있다.

3. 추위와 면역력 저하

추위는 면역력에도 영향을 미친다. 체온과 면역력은 밀접한 관련이 있는데, 체온이 1도 낮아지면 면역력이 30퍼센트 이상 감소하고, 반대로 체온이 1도 올라가면 면역력이 5배 증가한다고 한다.

체온이 낮아지면 교감신경이 긴장하면서, 면역세포의 일

종인 과립구에서 활성산소가 과다 생성된다. 일정량의 활성산소는 살균 작용을 하지만, 과도하면 세포를 손상시키고 염증 반응을 유발할 수 있다. 이런 이유로 추운 날씨에는 감기나 독감 같은 질환이 더욱 기승을 부릴 수 있다.

흥미로운 점은 북유럽 국가 중에서도 핀란드는 암 발병률이 낮은 편인데, 이는 사우나 문화와 관련이 있을 수 있다는 것이다. 이는 몸을 따뜻하게 유지하는 습관이 면역력을 강화하고 건강을 유지하는 데 도움이 될 수 있다는 점을 시사한다.

그럼 어떻게 해야 할까? 추운 날씨에는 따뜻한 물을 자주 마시는 것이 도움이 된다. 실내에서는 스트레칭을 하면서 몸을 움직여 체온을 유지하는 것도 좋다. 실외에서는 보온이 중요하므로, 속옷을 따뜻하게 챙겨 입고 모자, 목도리, 장갑 등을 착용하는 것이 좋다.

앞의 사례처럼, 자율신경 증상이 치료 흐 호전되었는데 날씨가 추워지면서 다시 악화되는 경우가 있다. 이런 경우에는 너무 조급하게 다시 치료를 받기보다는, 체온을 잘 유지하고 생활습관을 관리하면서 일정 기간 경과를 지켜보는 것도 좋은 방법이다. 제대로 회복된 자율신경은 일시적으로 악화된 증상을 스스로 조절할 수 있는 능력을 갖추고 있기 때문이다.

전신이 아픈데 병원에서는
문제가 없대요

50대 중반입니다. 갱년기 후에 여기저기 아프기 시작하더니 지금은 전신이 아픈 것 같습니다. 신경외과, 정형외과, 마취통증의학과 다 다니면서 온갖 검사를 하고 있어요. 그런데 큰 문제는 없다고 해서 약을 먹고 통증 주사 치료를 받아도 호전이 없습니다. 재활의학과에서 프롤로 치료도 열 번을 넘게 받아봤고, 도수치료도 수도 없이 했는데 그때뿐입니다. 몇 개월 전에는 허리 MRI를 찍고 입원까지 해서 꼬리뼈 시술도 받았어요. 그런데도 다리가 더 아파지는 거 같아서 너무 우울합니다. 어쩌다 이런 병에 걸렸을까요?

섬유근육통, 보이지 않는 통증의 실체

섬유근육통을 겪는 사람들은 극심한 통증에도 불구하고 MRI나 혈액검사에서 별다른 이상이 발견되지 않는다는 현실에 좌절감을 느낀다. 몇 년간 다양한 검사를 거쳐 어렵게 진단을 받지만, 그 이후에도 명확한 치료법을 찾지 못하는 경우가 많다.

이는 섬유근육통이 현대의학에서 아직 충분히 규명되지 않은 질환 중 하나이기 때문이다. 그러나 최근 연구들은 섬유근육통이 단순한 근육통이 아니라, 신경계의 예민함과 자율신경의 불균형이 주요 원인이 될 수 있다는 가능성을 제시하고 있다.

섬유근육통 환자들은 단순한 통증 외에도 다양한 신체적·정신적 증상을 겪는다. 수면장애, 우울증, 불안증, 소화불량, 과민성대장증후군, 만성피로, 두통, 어지럼증, 브레인포그 등이 흔하게 동반된다. 이는 단순한 근육 질환이 아니라, 전신적인 신경계 이상이 동반된다는 점을 시사한다.

특히 교감신경의 항진은 섬유근육통과 밀접한 관련이 있

다. 스트레스나 좋지 않은 자세, 호르몬 변화 등으로 인해 교감신경이 지속적으로 활성화되면, 몸의 긴장 상태가 풀리지 않아 통증이 심화될 수 있다. 교감신경 항진이 만성화되면, 신경계가 과민해지고 중추신경에서 통증을 조절하는 기능이 저하되어 섬유근육통으로 이어질 수 있다.

또한 교감신경이 과활성화되면 세로토닌 분비 감소, 성장 호르몬 저하, 부신피질 호르몬의 스트레스 반응 저하 등이 발생하는데, 이러한 변화는 모두 섬유근육통 환자에게서 흔히 발견되는 생리적 특성과 일치한다.

섬유근육통을 악화시키는 요인들

다음 네 가지는 섬유근육통을 악화시키는 원인이 될 수 있다. 나에게도 이런 요인이 있는지 체크해보자.

1. 예민한 성향

섬유근육통 환자들은 일반적으로 예민하고, 스트레스를

많이 받으며, 신체 감각이 과민한 성향을 보이는 경우가 많다. 이는 신경계의 조절 기능이 약하기 때문일 수 있다.

2. 나쁜 자세

거북목, 새우등과 같은 구부정한 자세는 척추를 따라 지나가는 교감신경을 지속적으로 긴장시키고, 이는 전신적인 신경계 균형을 깨뜨려 통증을 유발할 수 있다.

3. 호르몬 변화

섬유근육통은 40대 이상의 여성에서 더 많이 발생하는 경향이 있는데, 이는 여성 호르몬과 스트레스 호르몬이 신경계 조절에 중요한 역할을 하기 때문이다.

4. 면역계 이상

교감신경 항진은 면역체계에도 영향을 미쳐 자가 면역 반응을 유발할 가능성이 있다. 이로 인해 염증 반응이 지속되면서 만성적인 통증을 유발할 수 있다.

섬유근육통은 어떻게 치료할까?

현재 병원에서 처방하는 약물 치료(소염진통제, 항우울제, 신경안정제 등)는 증상 완화에는 도움을 줄 수 있지만 근본적인 치료법은 아니다. 많은 환자가 약을 복용해도 통증이 지속된다고 느끼는 이유는, 단순히 통증을 줄이는 것이 신경계의 균형 회복에 근본적인 해결책이 될 수 없기 때문이다.

섬유근육통 환자들에게 도움이 될 수 있는 방법은 다음과 같다.

1. 자율신경 안정화

- 규칙적인 수면과 생활습관을 유지하기
- 복식호흡, 명상, 요가 등을 통해 교감신경을 이완시키기
- 과도한 카페인과 알코올 섭취 줄이기

2. 자세 교정

- 거북목, 새우등을 교정하여 척추를 따라 흐르는 신경의 긴장을 줄이기
- 필라테스, 스트레칭 등을 통해 신체 균형을 바로잡기

3. 적절한 운동

- 과도한 운동보다는 수영, 가벼운 유산소 운동이 통증 완화에 도움을 줄 수 있음
- 근육을 풀어주는 마사지나 림프 순환 촉진도 효과적

4. 심리적 안정

- 우울증, 불안증이 동반된 경우 심리 치료 병행 고려
- 스트레스 관리 기법을 배우고 일상에서 실천하기

섬유근육통은 단순한 근육통이 아니다. 신경계의 조절 기능이 약해진 상태에서 몸이 만성적인 긴장을 유지하면서 발생하는 전신적인 문제다. 따라서 치료도 단순한 진통제나 물리치료가 아니라, 신경계 균형을 되찾고 몸과 마음을 편안하게 하는 방향으로 접근하는 것이 중요하다.

'통증의 원인을 알 수 없다'라는 말은 곧 '현대의학에서 아직 원인을 완벽히 규명하지 못했다'라는 뜻일 뿐, 실제로는 신경계의 조절 문제와 밀접한 관련이 있다. 신경계의 균형을 회복하면 섬유근육통의 통증도 충분히 조절할 수 있다.

두통과 현기증이 거북목 때문인가요?

> 저는 재수를 준비하는 학생입니다. 온종일 책상에 앉아서 수업을 듣다 보니 목 자세도 좋지 않고 항상 등에 짐을 한가득 올려놓은 것 같아요. 집 근처 정형외과에 갔더니 거북목이라서 그렇다고 합니다. 목만 아픈 게 아니라 머리도 자주 아프고, 가끔 현기증도 납니다. 그래서 공부를 해도 능률이 떨어지고 성적도 잘 안 나옵니다. 거북목 때문에 두통과 현기증도 생길 수 있나요?

자율신경의 균형을 무너뜨리는
거북목과 새우등

요즘은 '거북목'과 '새우등'이라는 단어가 너무나 익숙하게 느껴진다. 스마트폰과 컴퓨터를 오랜 시간 사용하는 습관은 아이부터 어른까지 모두를 굽게 만들었다. 하지만 이 자세 문제는 단지 체형의 문제로 끝나지 않는다. 자율신경의 균형을 무너뜨리고, 건강 전반에 치명적인 영향을 줄 수 있다.

거북목은 머리가 어깨보다 앞으로 돌출된 상태를 말한다. 옆에서 봤을 때 귀가 어깨의 중심보다 5센티미터 이상 앞으로 나와 있으면 거북목이라 할 수 있다. 이 상태는 단지 목과 어깨 통증만을 유발하는 게 아니다. 경추 앞을 지나는 교감신경을 지속적으로 압박하고 긴장을 유발해, 두통, 어지럼증, 이명은 물론이고 위장 장애와 같은 자율신경실조증의 다양한 증상으로 이어질 수 있다.

더 나아가, 거북목은 새우등이라는 자세로 이어지는 경우가 많다. 등까지 둥글게 말려버린 자세는 몸 전체의 균형을 무너뜨리고, 경추와 흉추에 과도한 하중을 주게 된다. 머리는 정상적인 자세에서 약 4~5킬로그램의 하중을 지니지만, 15도만 앞으로 기울어져도 12킬로그램, 45도면 22킬로그램 이상의 하중이 목과 어깨에 집중된다. 이처럼 무너진 자세는 단지 피로를 유발하는 수준을 넘어, 자율신경계까지 압박하는 시작점이 된다.

특히 거북목이 혈류 순환에 영향을 미치기 시작하면 뇌로 가는 혈류가 줄어들 수 있다. 경동맥과 척골동맥은 각각 대뇌와 뇌간·소뇌에 혈액을 공급하는 중요한 혈관이다. 거북목이 지속되면 이들 혈관 주위 근육들이 긴장하게 되고, 자율신경까지 긴장 상태로 몰아간다. 그 결과 집중력이 떨어지고, 머리가 맑지 않으며, 두통과 어지럼증, 이명 같은 증상이 쉽게 나타날 수 있다.

자세와 함께 삶의 균형도 무너진다

거북목의 핵심 원인 중 하나인 흉쇄유돌근, 즉 목빗근은 그 내부로 자율신경이 지나간다. 이 근육이 경직되면 자율신경도 반복적으로 긴장 상태에 놓이게 된다. 이는 단순히 목이나 어깨가 뻐근한 것을 넘어, 혈관의 탄성도 저하시키고 뇌로 가는 혈류 공급을 방해한다. 결국 몸의 순환 시스템과 신경계가 동시에 영향을 받게 된다.

이처럼 거북목과 새우등은 단순한 자세의 문제가 아니다. 자율신경계의 균형을 무너뜨리는 신호다. 두통, 어지럼증, 이명, 위장 장애까지 이어지는 증상들은 대부분 신경계와 순환계가 정상적으로 작동하지 않기 때문이다. 따라서 단순히 자세를 교정하는 것을 넘어서, 자율신경계의 안정과 전신 건강의 회복을 함께 고려해야 한다.

자세가 무너지면 삶의 균형도 함께 무너진다. 지금의 불편이 단지 공부나 피로 때문이라고만 생각하지 말자. 일상의 작은 자세 하나가 몸 전체를 바꾸고, 건강의 향방을 결정짓는다는 사실을 잊지 말자. 바른 자세는 뇌와 몸을 위한 가장 기본적인 치료법이다.

자세와 피부 트러블이 관련 있나요?

23세 여대생입니다. 마른 체형에 키가 좀 큰 편입니다. 그런데 자세가 좋지 않아서 측만증도 있고 등도 구부정한 것 같아 체형 교정 치료도 자주 받고 있습니다. 최근에 스트레스를 많이 받으면서 밤에 잘 때 이를 꽉 깨물고 자서 그런지 턱관절도 좋지 않고 소화불량 증상도 심해졌습니다. 게다가 면역력이 떨어져서 그런지 감기도 너무 자주 걸려요. 피부에도 뾰루지가 자주 생기고 트러블도 늘어나서 고민입니다. 이런 증상들이 자세 때문에 생길 수 있는 것인가요?

자세와 자율신경이 건강과 아름다움을 결정한다

앞에서 거북목이나 새우등 자세가 뇌 신경계에 어떤 영향을 주는지 살펴보았다. 여기서는 잘못된 자세가 뇌를 제외한 나머지 장기에 어떤 영향을 주는지 살펴보자.

잘못된 자세는 단순히 목과 어깨의 불편함을 유발하는 것이 아니라, 신체 전반에 걸쳐 자율신경 균형을 무너뜨리는 주요 원인이 된다. 신체의 균형이 흐트러지면 턱관절 장애, 위장 장애, 면역력 저하, 피부 트러블까지 다양한 증상으로 이어질 수 있다. 결국 바른 자세를 유지하는 것은 단순히 체형 교정을 넘어서, 전반적인 건강과 아름다움을 지키는 핵심 요소가 된다.

잘못된 자세는 턱관절에 영향을 미친다. 스트레스를 받을 때 이를 꽉 깨무는 습관이 생기는 경우가 많은데, 이는 교감신경이 항진되면서 나타나는 대표적인 증상 중 하나다. 여기에 거북목과 새우등 자세까지 동반되면 교감신경이 더욱 예민해지고, 무의식적으로 이를 깨무는 습관이 굳어질 수 있다. 저작근(교근)이 지속적으로 긴장하면 사각턱이 발달하거나 얼굴이 비대칭이 될 수 있으며, 턱관절 장애까지 유발할 가능성이 높아진다.

갸름한 얼굴과 균형 잡힌 얼굴선을 위해 보톡스나 턱 교정 수술을 받는 경우도 많지만, 근본적인 해결책은 교감신경의 긴장을 완화하고 올바른 자세를 유지하는 것이다. 바른 자세는 턱 주변의 근육을 부드럽게 만들고, 교합이 안정되면서 턱관절이 자연스럽게 균형을 찾게 된다.

또한 자세가 구부정하면 위장 기능에도 부정적인 영향을 미칠 수 있다. 위장은 자율신경에 의해 조절되는데, 거북목과 새우등 자세가 지속되면 흉추 부위의 교감신경이 항진되어 소화불량, 복부 팽만감, 잦은 소화기 트러블을 유발할 수 있다. 더욱이 소화 기능이 저하되면 영양소 흡수가 원활하지 않게 되어 면역력이 약해지고, 피부 트러블까지 발생할 가능성이 높아진다.

실제로 피부가 좋은 사람들을 보면 대브분 자세가 바른 경우가 많다. 이는 바른 자세가 흉추 부위의 자율신경 균형을 안정시키고, 위장관이 편안한 상태를 유지하도록 도와주기 때문이다. 건강한 소화 시스템은 신체 면역력을 강화하고, 깨끗한 피부와 윤기 있는 안색을 만드는 데 중요한 역할을 한다.

잘못된 자세는 가속 노화의 주범

거북목과 새우등 자세는 호흡에도 영향을 미친다. 흉추 부위의 교감신경이 항진되면 갈비뼈 주변 근육이 수축하여 폐활량이 감소할 수 있다. 연구에 따르면, 나쁜 자세로 인해 최대 30퍼센트까지 폐활량이 감소할 수 있으며, 이는 산소 공급을 저하시켜 피로감을 증가시키고 면역력 저하를 유발할 수 있다.

심지어 거북목이 있는 사람들은 골절 위험이 일반인보다 1.7배 높으며, 노인의 경우 사망률도 1.4배나 높아진다는 연구 결과도 있다. 이는 바르지 못한 자세가 신체 전반에 걸쳐 영향을 미친다는 사실을 보여주는 중요한 증거다.

이뿐만 아니라, 자율신경의 균형이 깨지면 노화 속도가 빨라질 수 있다. 신경계, 심혈관계, 소화기계, 면역 시스템 등의 기능이 저하되면 피부 노화도 가속화된다.

노벨의학상 수상자인 엘리자베스 블랙번 교수는 인체 노화의 핵심 요소로 '텔로미어telomere'를 강조했다. 텔로미어는 염색체 끝에 존재하는 단백질로, 세포가 분열할 때마다 점점 짧아지면서 노화가 진행된다. 텔로미어의 길이를 유지하는 것이 노화를 늦추는 핵심인데, 연구에 따르면 지속적인 스트레스는 텔로미어를 짧아지게 하여 노화를 가속화하는 요인이 될 수 있다.

실제로 스트레스가 심한 사람들은 피부에 주름이 많고 안색이 어두운 경우가 많다. 교감신경 항진 상태가 지속되면 안면 근육이 긴장하면서 이마와 미간에 주름이 생기고, 피부 탄력이 떨어지며 혈액순환 장애로 인해 안색이 칙칙해진다.

또한 면역력이 저하되면서 피부 트러블이 증가하고 두피 건강이 악화되어 탈모 증상까지 유발될 수 있다. 오랫동안 극심한 스트레스를 받은 후 거울을 보면 '훅 늙어버린 것 같다'는 느낌을 받는 것도 바로 이러한 이유 때문이다.

바른 자세는 건강과 미용을 모두 지키는 중요한 요소다.

따라서 이를 단순히 외형적인 문제로 생각할 것이 아니라, 신경계, 소화기계, 면역계의 균형을 유지하는 필수적인 생활습관으로 인식해야 한다. 거북목과 새우등을 교정하는 것은 보기 좋은 체형을 만들 뿐만 아니라, 두통과 소화불량을 완화하고, 피부 건강을 개선하며, 더 나아가 노화 속도를 늦추는 중요한 과정이다. 블랙번 교수도 강조했듯이, 과도한 스트레스를 해소하고 자율신경을 안정시키는 것이야말로 건강한 삶을 유지하는 가장 효과적인 방법이다.

3장

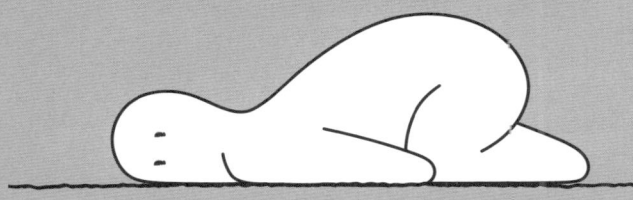

자율신경은 어디에나 있다

면역 시스템이 무너질 때 일어나는 반란

자가 면역 질환과 자율신경계

우리 몸의 면역체계는 세균이나 바이러스 같은 외부 침입자로부터 스스로를 방어한다. 하지만 이 면역 시스템이 오작동을 일으키면, 외부의 적이 아닌 자신의 조직을 공격하는 '자가 면역 질환'이 발생할 수 있다. 자가 면역 질환의 발병 원인은 아직 명확히 밝혀지지 않았지만, 스트레스와 자율신경 불균형이 원인일 수 있다는 연구들이 늘어나고 있다.

자가 면역 질환은 면역 시스템의 쿠데타와 같은 상태로, 불필요한 면역 반응이 과도하게 활성화되면서 염증을 유발한다. 특히 교감신경이 항진되면 백혈구 중 과립구가 증가하여 불필요한 면역 반응이 촉진되고, 이로 인해 자가 면역 질환이 발생할 가능성이 높아진다. 반대로 부교감신경이 활성화되면 림프구가 증가하여 면역 조절 기능이 강화된다.

단순히 면역력이 아니라
자율신경에 주목하자

자가 면역 질환을 앓고 있는 사람들은 대개 극심한 스트레스를 오랜 기간 경험했거나, 수면 장애, 호르몬 변화, 잘못된 생활습관 등의 특징을 보인다. 이들은 주로 호전과 악화를 반복하는 만성적인 질환을 겪으며, 통증과 염증이 지속되고 면역 억제 치료를 받아도 쉽게 호전되지 않는 경우가 많다.

자가 면역 질환을 극복하기 위해서는 자율신경의 균형을 회복하는 것이 필수적이다. 스트레스 관리, 충분한 수면, 카페인과 알코올 섭취 제한, 비타민 D 보충, 항산화 식품 섭취, 장 건강 관리 등의 방법이 도움이 될 수 있다. 특히 교감신경을 안정시키는 생활습관을 실천하면 자율신경 기능이 회복되면서 면역 시스템의 과도한 반응을 조절할 수 있다.

자가 면역 질환은 단순한 면역력 저하가 아니라 면역 시스템의 과민 반응이 원인이므로, 단순히 면역력을 높이는 것이 아니라 자율신경을 안정화하는 것이 핵심적인 치료법이 될 수 있다.

파킨슨병의 경고

저희 언니가 이제 겨우 환갑을 지났는데 젊은 시절 형부와 자식들로부터 너무 많은 스트레스를 받으며 살다 보니 어느 날 갑자기 수전증이 생겼고, 최근에는 파킨슨병 진단까지 받았습니다. 스트레스가 만병의 원인이라고는 생각했지만, 설마 파킨슨병 같은 무서운 병의 원인이 될 수도 있는 건가요?

파킨슨병과 자율신경계의 관계

파킨슨병은 고령에서 흔히 발견되는 만성 퇴행성 뇌 신경계 질환이다. 원인은 뇌에서 분비되는 도파민이라는 신경전달물질이 줄어드는 데 있다. 도파민은 우리가 움직일 때, 특히 섬세한 동작이나 균형을 유지할 때 꼭 필요한 물질이다. 도파민이 부족해지면 몸이 뻣뻣해지거나 움직임이 느려지고, 편안한 자세에서도 손이나 다리가 떨리는 전형적인 증상이 나타난다.

여기서 중요한 점은 도파민 분비에 자율신경이 큰 영향을 미친다는 사실이다. 자율신경의 균형을 조절하는 시상하부는 도파민 분비에도 관여한다. 그래서 자율신경 기능이 무너지면 도파민의 양도 줄어들 수 있고, 이는 결국 파킨슨병과 같은 신경계 질환과 연결될 가능성을 보여준다. 실제로 전쟁이나 포로 생활처럼 극심한 스트레스를 겪은 사람들에게서 파킨슨병 발병률이 더 높았다는 연구 결과도 있다.

또 한 가지 흥미로운 점은 파킨슨병의 전조 증상으로 알려진 몇 가지 증상들, 즉 변비, 후각 장애, 수면 중 잠꼬대 역시 자율신경실조증 환자들에게서 흔히 보이는 증상이라는 점이다. 이처럼 파킨슨병과 자율신경의 기능 저하는 서로 영향을 주고받을 수 있다.

자율신경을 건강하게 유지하자

그렇다면 일상생활 속에서 자율신경을 건강하게 유지하려면 어떻게 해야 할까?

무엇보다 규칙적인 유산소 운동이 중요하다. 걷기, 체조, 수영 같은 운동은 파킨슨병 환자에게도 권장되는 대표적인 활동이다. 무리하지 않는 범위 내에서 자신의 상태에 맞는 운동을 지속적으로 하면 도파민 분비에도 도움이 되고 자율신경의 균형도 좋아진다. 또 스트레스를 줄이고, 규칙적인 수면 습관을 들이며, 따뜻한 식사를 챙겨 먹는 일상적인 루틴이 자율신경을 안정시키는 데 큰 역할을 한다.

스트레스는 단순히 마음의 문제가 아니라, 몸속의 신경 시스템 전체를 흔들 수 있는 무서운 요인이다. 파킨슨병처럼 만성적이고 심각한 질환도 스트레스와 자율신경 문제의 연장선상에 있을 수 있다는 사실을 기억하자. 지금부터라도 나 자신을 돌보고 내 몸의 균형을 회복하는 작은 실천들을 시작해보는 것이 중요하다.

탈모도 신경이 문제다

단순한 두피 문제가 아닌 자율신경의 영향

탈모는 단순히 유전적인 문제만이 아니라, 신체 전반의 자율신경 균형과 밀접한 관련이 있다. 특히 교감신경이 항진된 상태에서는 탈모가 더 심해질 수 있다. 이는 단순한 정수리 탈모뿐만 아니라 원형탈모와 흰머리 발생에도 영향을 미친다.

실제로 탈모 환자들은 단순한 모발 문제만을 겪는 것이 아니라, 두피 염증, 상열감, 목·어깨의 만성 긴장, 두통, 소화불량, 수면장애, 만성 피로 등의 증상을 동반하는 경우가 많다. 이는 자율신경실조증 환자들에게 흔히 나타나는 증상들과 상당 부분 일치한다.

다시 말해, 탈모 환자들 중 상당수가 과도한 스트레스로 인해 교감신경이 항진된 상태이며, 이로 인해 신체 전반의 균형이 깨지면서 탈모가 더욱 악화되는 것이다.

교감신경이 항진되면 근육과 혈관이 긴장하게 된다. 특히 목과 어깨 근육이 긴장되면 두피로 가는 혈관이 압박을 받아 혈액순환이 원활하지 않게 된다. 정수리는 심장에서 가장 멀리 떨어져 있어 본래 혈액순환이 어려운 부위인데, 교감신경 항진으로 인해 혈관이 더욱 수축되면 두피로 가는 영양 공급이 줄어들어 모낭이 약해지고, 결국 탈모로 이어질 가능성이 높아진다.

이뿐만 아니라, 교감신경이 항진되면 두피의 정맥과 림프 순환도 원활하지 않게 되어 노폐물이 축적되기 쉽다. 이러한 환경에서는 두피 열감, 모낭염, 지루성 두피염 등의 문제가 발생한다. 이는 머리카락이 건강하게 자라는 것을 더욱 어렵게 만든다. 단순히 탈모 치료를 두피에만 집중하는 것이 아니라, 두피 환경을 근본적으로 개선하기 위해 교감신경을 안정화하는 것이 필수적이라는 의미다.

특히 원형탈모는 교감신경 항진과 더욱 밀접한 관련이 있다. 원형탈모는 자가 면역 질환의 일종으로, 면역세포가 모낭을 외부 침입자로 착각하고 공격하는 현상이다. 이는 스트레스로 인해 면역 균형이 깨졌을 때 잘 발생하는데, 자율신경실조증과 매우 유사한 패턴을 보인다.

과도한 스트레스로 인해 교감신경이 항진되면 백혈구 중 호중구의 비율이 증가하면서 면역체계가 과잉 반응을 보이게 된다. 이는 두피에서 면역세포가 폭주하는 결과를 초래한다. 따라서 원형탈모 역시 단순한 두피 관리보다, 면역 조절과 교감신경 안정화가 더욱 중요한 치료법이 될 수 있다.

자율신경의 균형을 회복하는 게 근본적인 치료법

스트레스와 흰머리 발생의 연관성도 과학적으로 입증되

고 있다. '마리 앙투아네트 증후군'이라는 말이 있듯이, 극심한 스트레스를 받으면 머리가 하얗게 변하는 현상이 실제로 발생할 수 있다.

최근 연구에 따르면, 심리적 스트레스는 모발 색을 결정하는 멜라닌 세포의 기능을 저하시켜 흰머리를 유발할 수 있다고 한다. 심지어 스트레스가 해소되면 다시 원래의 색으로 돌아올 수도 있다고 한다. 이는 스트레스가 단순히 정신적인 영향을 미치는 것이 아니라, 신체의 세포 수준에서도 변화를 일으킬 수 있음을 의미한다.

결국 탈모 치료는 단순한 두피 치료만으로 해결되지 않는다. 두피 환경을 건강하게 유지하기 위해서는 혈액순환과 영양 공급이 원활해야 한다. 이를 위해 교감신경을 안정시키고 전신의 자율신경 균형을 조절하는 것이 필수적이다.

최근에는 두피에 '혈소판 풍부혈장 치료PRP'를 시행하여 면역을 조절하는 방법도 활용되고 있다. 여기에 교감신경의 긴장을 완화하는 치료를 병행하면 탈모 개선 효과가 더욱 높아질 수 있다.

교감신경 안정화는 탈모뿐만 아니라 피부 트러블 개선에

도 도움이 되는 경우가 많다. 자율신경이 균형을 이루면 두피뿐만 아니라 전반적인 피부 건강도 좋아지며, 노화 속도도 늦출 수 있다. 따라서 탈모로 고민하는 사람들은 단순히 모발만이 아니라, 자율신경의 균형을 되찾는 것에도 관심을 기울이는 것이 근본적인 해결책이 될 수 있다.

혀가
타들어가는 것 같아요

> 저는 50대 중반의 여자입니다. 갱년기 증상이 생기면서 혀가 너무 아파서 이비인후과, 치과, 구강내과 등 안 가본 병원이 없습니다. 한의원에서 혀에 침도 맞아보고 한약도 수도 없이 먹어봤습니다. 그런데 어떤 치료도 도움이 되지 않고 있습니다.
>
> 혀가 타들어가는 느낌 때문에 매일 신경이 곤두서 있다 보니 불면증도 생기고 우울증까지 와서 정신과 약도 먹고 있습니다. 혀 통증이 왜 생기는 건가요? 그리고 치료할 수 있는 방법은 없는 걸까요?

입안으로 찾아온 갱년기

특별한 이상이 없는데도 혀가 타는 듯한 통증이 계속된다면, '구강작열감증후군'을 의심해볼 수 있다. 이 증후군에 걸리면 혀끝에서 시작된 통증이 입술이나 잇몸, 목구멍까지 퍼지며, 종이에 혀가 베이는 듯한 통증, 입안이 바싹 마르는 느낌, 쇠 맛, 백태, 미각 저하 같은 증상도 동반된다.

통증을 피하기 위해 혀를 무의식적으로 뒤로 당기다 보니 턱이나 목 근육에 힘이 들어가고, 이로 인해 턱 통증이나 두통, 어지럼증, 이명까지 생기는 경우도 많다.

이 질환은 갱년기 여성에게 특히 자주 나타난다. 그래서 '입안으로 찾아온 갱년기'라는 표현이 딱 들어맞는다. 실제로 구강작열감증후군은 대부분 40~60대 여성에게 발병하며, 여성호르몬의 변화로 인해 자율신경의 균형이 깨지면서 생기곤 한다. 특히 교감신경이 과하게 활성화되면 타는 듯한 작열감이 나타나기 쉬워진다.

교감신경이 예민해지면 혀의 감각을 담당하는 신경, 특히 삼차신경이 지나치게 민감해지게 된다. 혀 자체에는 아무 문제가 없어도, 뇌신경과 자율신경이 불균형 상태에 빠지면 통증이 발생할 수 있다는 말이다. 이것이 단순한 입안의 문제가 아니라, 전신의 자율신경과 긴밀하게 연결된 문제라는 뜻이기도 하다.

문제는 이런 통증이 일반적인 검사로는 잘 드러나지 않는다는 데 있다. 그래서 병원을 여러 군데 돌아다녀도 "이상이 없다"라는 말만 듣기 쉬우며, 결국 우울증이나 불면증으로 이어지는 악순환이 반복된다.

혀 통증에 영향을 주는 교감신경이 있다

그렇다면 어떻게 해야 할까? 우선, 혀 통증의 배경에는 교감신경의 과활성화가 자리잡고 있다는 사실을 기억하는 것이 중요하다. 잘못된 자세나 턱, 목 근육의 긴장, 지속된 스트레스는 교감신경을 자극한다. 이는 혀 통증을 더 심하게 만들 수 있다. 따라서 생활 속에서 교감신경의 긴장을 줄이는 노력이 필요하다.

구체적으로는 몸의 긴장을 풀어주는 스트레칭, 복식호흡, 턱과 목 주변의 마사지 등이 도움이 될 수 있다. 자극적인 음식이나 너무 뜨겁거나 찬 음식은 피하고, 규칙적인 수면과 가벼운 유산소 운동이 자율신경의 균형 회복에 도움이 된다. 자율신경 조절을 위한 전문 치료(주사요법, 물리 치료 등)와 함께 한방 치료나 생활습관 관리가 병행되면 증상이 완화되는 경우도 많다.

혀 통증, 단순한 통증이 아니다. 몸의 밸런스를 잃었을 때 나타나는 '신호'일 수 있다. 불필요한 검사와 치료로 지치기 전에, 내 몸이 보내는 신호에 귀를 기울여보는 것도 회복을 위한 첫걸음이 될 수 있다.

신경안정제를 언제까지 먹어야 할까요?

40대 직장인입니다. 회사 스트레스에 더해 육아 문제, 남편 문제, 고부 갈등까지… 사는 게 너무 힘들어서 정신건강의학과에서 신경안정제를 타서 먹기 시작한 지 벌써 2년이 지나갑니다.
가끔씩 이 약을 언제까지 먹어야 할지, 그리고 약물 의존이 생겨서 못 끊으면 어떡하나 하는 걱정이 됩니다. 혹시 부작용이 있을까요?

정신과 약을 오래 복용해도 될까?

현대인에게 수면 장애뿐 아니라 우울증, 신경과민 및 불안증 등의 증상은 너무나 흔한 질환이 되어가고 있다. 아마 여러분의 주변에도 이러한 정신적인 문제로 고민하거나 약물 치료를 받는 사람이 많을 것이다. 이런 증상들에 사용되는 정신과 약물을 장기적으로 복용하는 것에 대해 정신건강의학과 전문의들 사이에서도 의견이 분분하다.

대부분의 정신과 약물은 일정한 혈중 농도를 유지해야 효과가 나타나며, 치료 기간은 보통 6개월에서 1년 정도로 권장된다. 그러나 약을 줄이거나 끊으려 할 때 금단 증상이 나타나거나 증상이 재발하는 경우가 많아 다시 약을 장기적으로 복용하는 악순환이 반복되기도 한다. 일부 정신과 의사들은 이러한 약물 사용이 뇌 조직의 변화를 유발하고 장기적으로는 자살률 증가, 집중력 저하 등의 문제를 일으킬 수 있다고 주장한다.

신경외과 의사로서 자율신경실조증 환자들을 치료하다 보면, 정신과 약물을 오랜 기간 복용한 환자들이 치료 반응이 더디거나 신경 안정 기능이 저하된 경우를 자주 목격하게 된다. 이는 약물에 의존하면서 스스로 신경을 조절하는 '바이오 피드백' 기능이 저하되었기 때문으로 추정된다.

따라서 정신과 약물을 갑자기 끊기보다는 점진적으로 줄여나가야 하며, 동시에 복식호흡과 같은 신경 안정 습관을 생활화하는 것이 중요하다.

스스로 자율신경을 조절하는 훈련이 필요하다

약물 의존을 줄이고 건강하게 감량하기 위해서는 스스로 자율신경을 조절하는 방법을 익히는 것이 필수적이다. 다음과 같은 방법을 함께 실천해보자.

1. 하루 5분 복식호흡 연습

숨을 천천히 코로 들이마시고, 입으로 길게 내쉬는 호흡을 반복한다. 특히 아침 기상 직후와 잠들기 전 실천하는 것이 좋다.

2. **스트레칭과 간단한 운동**

   특히 목과 어깨, 등 부위의 근육을 이완시켜주는 스트레칭은 교감신경의 긴장을 풀어주는 데 효과적이다.

3. **규칙적인 수면과 식사 습관**

   수면과 영양은 자율신경 조절에 있어 가장 기본적인 요소다.

4. **카페인과 알코올 줄이기**

   커피나 술을 마시면 일시적으로 기분이 좋아지는 것 같지만, 장기적으로는 자율신경을 더 불안정하게 만들 수 있다.

약물은 '도움받는 도구'이지 평생 먹어야 하는 해결책이 아니다. 자율신경의 회복은 충분히 가능하며, 신체와 마음이 스스로 균형을 찾을 수 있도록 꾸준한 노력이 중요하다. 약을 줄이면서도 점점 더 나아지는 나를 확인하는 과정이 가장 자연스럽고 건강한 치유의 길이다.

부록

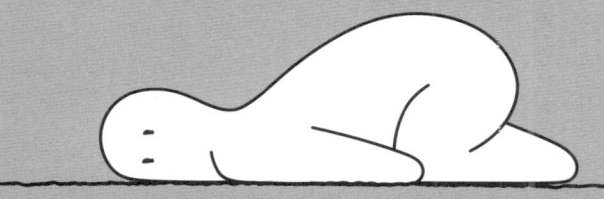

자율신경의 회복

: 자가 관리와 병행하면 좋은 병원 치료 :

몸도 배터리처럼 충전이 필요하다

방전된 몸, 세포를 다시 충전하다

우리 몸이 "방전되었다", "충전이 필요하다"라는 말을 자주 한다. 실제로 우리 몸의 세포도 배터리처럼 작동한다는 사실을 알고 있는가?

어릴 적 과학 시간에 발전소를 견학했는데, 전압 측정기에 손을 대자 내 몸의 전압이 화면에 표시되어 신기했던 기억이 있다. 우리 몸은 대부분이 물로 구성되어 있고, 전기가 흐르는 전도체이기 때문에 충분히 가능한 일이다.

두 손바닥을 비비면 열이 나고, 그 열을 눈에 대면 눈이 편해지는 느낌을 받은 적이 있을 것이다. 움직임으로 인해 생체전기가 발생하고 전압이 높아지기 때문이다. 즉 우리 몸은 스스로 에너지를 만들어내는 전기 시스템을 가지고 있다. 적절한 상태에서는 이 전기가 잘 흐른다. 건강한 상태의 몸은 수분과 전해질이 충분해 전류가 잘 흐르고, 장기들도 제 기능을 한다. 배터리로 비유하자면 파란불이 들어온 '완충 상태'인 셈이다.

하지만 자율신경실조증이나 다른 건강 문제로 인해 수분과 전해질이 부족해지면 전류와 전압도 떨어지게 된다. 세포의 에너지 생성 능력이 떨어지면 장기의 기능도 함께 저하된다. 배터리로 치면 '방전' 상태다. 몸이 항상 피곤하고, 이곳저곳이 골골거리며 아프다는 느낌은 결국 세포 하나하나가 에너지를 잃어가고 있다는 신호일 수 있다. 우리가 흔히 하는 "방전됐다", "충전이 필요하다"라는 말이 과학적으로도 맞는 표현인 셈이다.

또한 세포가 병들면 안쪽에 있는 '미토콘드리아'라는 기관이 충분한 에너지를 만들지 못하게 된다. 기는 외상, 염증, 자가 면역 질환, 호르몬 문제, 바이러스 감염 등 여러 원인에 의해 생길 수 있다. 에너지가 부족해진 세포는 활성도가 떨어지고, 세포막 전위(전기적 긴장도)가 낮아진다.

이렇게 되면 몸은 통증을 느끼고, 적혈구가 서로 뭉치면서 혈액순환이 나빠진다. 이 상태가 오래 지속되면 피로는 점점 심해지고, 하나둘씩 만성 질환이 생기게 된다. 자율신경실조증에서 나타나는 다양한 증상도 바로 이런 과정을 통해 생긴다고 볼 수 있다. 세포를 충전하는 치료가 필요한 이유다.

몸을 충전하는 미세전류 치료

'미세전류 치료'는 이런 개념을 바탕으로 만들어진 치료법으로, 우리 몸의 세포에 아주 약한 전류를 전달하여 에너지를 충전하는 방법이다. 다시 말해 몸에 고조압을 가해 세포 안에 전기를 채워준다. 피곤하고 기운 없을 때, 근육이 뭉치거나 통증이 있을 때, 몸이 자꾸 무겁고 컨디션이 안 좋을 때

미세전류 치료를 하면 세포가 다시 활력을 되찾고 몸의 회복을 돕는다. 쉽게 말해, 방전된 몸을 충전하는 것과 같은 개념이다.

가끔 영화나 드라마에서 벼락을 맞고 병이 나았다는 장면이 나오기도 하는데, 과학적으로 보면 세포에 고전압이 흘러 에너지가 채워졌기 때문일 수 있다는 해석도 가능하다. 하지만 전류가 너무 강하면 감전의 위험이 생기므로, 고전압이면서도 전류는 거의 없는 '미세전류'를 이용한다. 감전 없이 안전하게 세포를 자극하기 위함이다.

우리 몸은 전기가 흐르는 전도체이기 때문에, 세포가 제대로 작동하려면 전류가 원활해야 한다. 하지만 피로가 쌓이고 몸이 약해지면 세포의 전류 흐름이 약해지고, 몸이 점점 무거워지고 기운이 떨어진다. 미세전류 치료를 하면 세포의 에너지가 활성화되어 몸이 가벼워지고, 혈액순환과 신진대사가 좋아져 피로가 회복되며, 근육의 긴장이 풀리고 염증도 줄어들어 컨디션이 개선된다.

요즘은 시중에도 다양한 미세전류 치료기가 나와 있어서 집에서도 쉽게 사용할 수 있다. 가격도 다양하니 본인에게 맞는 제품을 찾아 사용해보면 좋다. 모든 사람에게 똑같이 효과가 있는 것은 아니지만, 생각보다 몸이 개운해지고 피로 회복이 빠른 것을 경험하는 사람도 많다.

 매일 휴대폰 배터리를 충전하듯이, 우리 몸도 충전이 필요하다. 잘 먹고, 잘 자고, 적당히 운동하는 것 역시 몸을 충전하는 방법이지만, 미세전류 치료를 활용하면 세포가 더 빠르게 회복될 수 있다. 복식호흡, 림프 마사지, 발 마사지, 냉온욕, 아로마테라피 등과 병행하면 자율신경 기능을 더욱 효과적으로 조절할 수 있다. 몸이 지쳤다고 느낀다면, 미세전류 치료를 통해 몸의 배터리를 충전하는 습관을 만들어보자.

약 없이 자율신경 다스리는 법

교감신경 긴장 완화를 돕는 침 치료

　자율신경실조증은 원인을 명확히 찾기 어려운 탓에 수면제를 처방받는 경우가 많다. 하지만 장기간 약을 복용하는 부담과 부작용 때문에 대체 치료를 찾는 환자들이 많아지면서 한의원에서 침 치료를 받는 경우도 흔하다.

　침 치료는 자율신경 기능 회복에 도움을 줄 수 있다. 신경안정제는 증상이 개선되면 전문의와 상담해 천천히 줄여가는 것이 좋다. 한약은 성분을 정확히 알 수 없어 병행 치료에 대한 확실한 의견을 주기는 어렵다. 하지만 침 치료는 자율신경 주사 치료와 함께 보완적 작용을 하며 시너지 효과를 낼 가능성이 크다.

서양의학을 전공한 의사들은 한의학적 치료의 근거가 부족하다고 보는 경우가 많다. 하지만 자율신경실조증 환자들을 진료하다 보면 침 치료가 교감신경의 긴장을 완화하고 혈액순환을 개선하는 효과가 있음을 경험하게 된다. 특히 침 치료는 신경을 안정시키고 신체의 조절 능력을 향상시키는 데 도움을 줄 수 있다.

침 치료는 1972년 닉슨 대통령의 중국 방문 이후 서구 사회에서도 알려지기 시작했다. 당시 닉슨이 마취 없이 침을 맞고 수술을 받는 장면이 공개되면서 미국 의료계에서도 관심을 가지게 되었다.

이후 세계보건기구WHO는 침 치료가 다양한 질환에 효과적이라고 인정했으며, 미국 국립보건원NIH에서도 침 치료가 수술 후 통증, 뇌졸중 재활, 두통, 관절염, 불면증 등의 대체 치료법으로 유용하다고 발표했다.

침 치료는 통증 완화, 염증 억제, 내분비 조절, 자율신경 조절, 면역 기능 강화 등의 효과가 있다. 침을 놓으면 경혈이 자극되어 엔도르핀 같은 통증 억제 물질이 분비되고, 면역 세포가 활성화되어 염증 반응이 줄어들기 때문이다. 또한 신경 반응을 조절해 자율신경 기능을 개선하는 데도 도움을 줄 수 있다.

자율신경실조증은 현대의학에서도 완전히 밝혀지지 않은 부분이 많다. 따라서 양방 치료를 통해 직접 자율신경을 조절하는 방법과 침 치료를 통해 신체의 균형을 맞추고 혈액순환과 신경 반응을 개선하는 방법을 병행하면 더 좋은 효과를 기대할 수 있다. 자율신경실조증으로 어려움을 겪고 있다면 침 치료를 함께 고려해보는 것도 좋은 선택이 될 수 있다.

침 치료로 자율신경을 조절할 수 있을까?

침 치료의 효과가 자율신경에 어떤 방식으로 작용하는지 정확히 밝혀지지는 않았다. 그러나 침 치료가 신경계에 영향을 미친다는 점은 여러 연구에서 확인되고 있다. 특히 자율신경실조증 개선에 침 치료가 도움이 되는지를 과학적으로 입증하기 위해 다양한 연구가 진행되고 있다.

자율신경 기능과 침 치료의 관계를 연구하는 대표적인 방법으로 심박변이도HRV, 뇌파EEG, 피부전도도SCR라는 세 가지 생체 지표가 있다. 이를 통해 침 치료가 자율신경에 미치는 영향을 객관적으로 평가할 수 있다.

1. HRV(심박변이도)

HRV는 심장 박동 간의 미세한 변화를 측정하여 교감신경과 부교감신경의 균형과 활성도를 평가하는 지표다. 일반적으로 고주파HF 신호는 부교감신경의 활성도를, 저주파LF 신호는 교감신경의 활성도를 반영한다.

침 치료에 따른 자율신경 기능 변화도 이러한 지표에 나타나는 것이 관찰되었다.

- **침을 놓는 위치나 방법에 따라 교감신경이 항진되거나 부교감신경이 항진되기도 한다.**

- 즉, 침 치료는 자율신경 기능을 조절하는 역할을 할 수 있다.

자율신경을 안정시키는 혈자리를 찾아 침을 놓는 것만으로도 긍정적인 효과를 얻을 가능성이 있다.

2. EEG(뇌파, 뇌전도)

EEG는 대뇌에서 발생하는 전기적 신호를 측정하는 방법으로, 자율신경과 밀접한 관계가 있다. 일반적으로 교감신경이 항진된 상태에서는 뇌파의 주파수가 높아지고, 긴장이 풀릴수록 주파수가 낮아진다.

- 침을 놓으면 말초신경이 자극을 받아 뇌파에 변화가 생길 수 있다.
- 즉, 침 치료가 뇌를 안정시키는 효과를 가질 가능성이 있다.

다만 결과가 일정하지 않아 더 많은 연구가 필요하다.

3. SCR(피부전도도)

SCR은 피부의 전기 전도성을 측정하는 방법으로, 교감신경의 활성도를 평가하는 지표다. 교감신경이 항진되면 땀샘이 활성화되어 땀 분비가 많아지고, 이에 따라 피부전도도가 증가한다.

- 침 치료를 하면 피부전도도에 변화가 나타나는 것이 관찰되었다.
- 즉, 침 치료가 교감신경을 조절하는 역할을 할 수 있다.

HRV, EEG, SCR 등의 연구를 종합해보면, 침 치료가 자율신경 기능을 조절하는 효과를 나타낼 가능성이 높다.

- 침 치료를 받으면 교감신경과 부교감신경의 균형을 조절할 수 있다.
- 자율신경실조증 증상이 있는 사람에게 침 치료가 보완적인 치료법이 될 수 있다.
- 특정 혈자리를 자극하면 비슷한 효과를 낼 가능성이 있어, 손으로 지압하는 것도 도움이 될 수 있다.

자율신경 치료와 관련된 연구는 주로 한방병원과 한의학 연구기관에서 이루어져왔지만, 양방의학(신경과, 정신건강의학과, 신경외과)과 협력하여 연구하면 더욱 객관적이고 체계적인 결과를 도출할 수 있을 것으로 기대된다.

앞으로 더 많은 연구를 통해 침 치료와 자율신경의 관계를 명확히 밝히고, 보다 효과적인 치료 방법을 공유할 수 있기를 기대해본다.

신경에 잠시 쉼을 주는 주사 치료

자율신경의 대표적인 치료, 성상신경차단술

'자율신경실조증'이라는 병명은 많은 사람에게 생소할 것이다. 의사들도 깊은 관심을 두고 치료에 나서지 않는 분야다 보니 치료법도 명확하지 않고 애매한 경우가 많다. 이런 상황에서 환자들이 인터넷에 자율신경 치료를 검색해보면 가장 흔히 접하게 되는 치료가 바로 '성상신경차단술'이다. 그래서 이 치료가 어떤 것인지 간단히 소개하겠다.

성상신경은 '별 모양'처럼 생겼다고 해서 붙여진 이름이다. 목의 7번째 뼈 옆에 위치하며, 길이는 1.5센티미터 정도로 우리 몸에서 가장 큰 교감신경절이다. 성상신경차단술은 이 신경 주변 근육에 국소마취제를 주사하는 치료다. 신경 자체에 주사하지는 않으며, 신경 손상을 피하기 위해 신경 근처에 약을 넣는다.

자율신경에 문제가 생길 때는 보통 교감신경이 먼저 과도하게 활성화되면서 부교감신경과의 균형이 깨진다. 그래서 자율신경 치료에서는 교감신경의 항진을 줄이는 것이 가장 기본이자 핵심이다. 성상신경차단술은 이 교감신경 항진을 완화하는 대표적인 치료로, 자율신경 치료를 하는 병원에서 가장 흔히 시행된다.

성상신경차단술의 치료 원리는 이렇게 설명할 수 있다. 화상을 입은 부위에 얼음을 직접 대면 동상을 입을 수 있지만, 수건에 싸서 대면 안전하지 않은가. 이처럼 신경에 직접 작용하기보다 근처에 마취를 통해 신경을 쉬게 만드는 치료다. 주사 시간은 5분 이내이고, 특별한 준비나 금식 없이도 받을 수 있어 비교적 간단한 치료다.

'성상신경차단술'이라는 이름의 '차단'이란 표현 때문에 신경을 끊는 치료로 오해하는 사람이 있다. 하지만 실제로는 '기능을 일시적으로 멈추게 한다'는 뜻이다. 그러므로 신경을 끊는 '신경절단술'과는 다르다. 마취로 잠시 쉬게 하는 치료이기 때문에 반복적으로 여러 번 시행해야 한다.

치료 효과는 일시적일까?

많은 사람이 '이 주사 치료가 잠깐 효과가 있는 것 아니냐'고 묻는다. 실제로 국소마취제는 30분에서 1~2시간 정도만 작용하므로 그런 의문이 드는 것도 이해된다. 하지만 이 치료는 단지 그 시간 동안의 증상 완화를 넘어서, 예민해진 교감신경을 반복적으로 쉬게 해줌으로써 뇌와 자율신경의 균형을 회복시키는 데 목적이 있다.

내가 외래에서 환자들에게 자주 하는 설명이 있다.

"너무 피곤할 때 30분 정도 낮잠을 자면 피로가 풀리는 것처럼, 신경도 잠시 쉬게 해주면 기능이 회복됩니다."

성상신경차단술 외에 다른 치료도 있을까?

교감신경은 목부터 허리까지 쭉 이어져 있는 신경이다. 이 신경들은 모든 부위에 공통된 기능도 가지고 있지만, 부위마다 각기 다른 기능도 가지고 있다. 그래서 환자의 증상에 따라 부위를 선택해서 치료하면 도움이 된다. 성상신경차단술은 그중에서 목과 가슴 윗부분에 해당하는 경추 7번과 흉추 1번 사이를 치료하는 방법이다.

그 외에 위경련처럼 위장 장애가 동반된 경우는 가슴 부위 신경인 흉추교감신경차단술이 더 효과적일 수 있다. 다리가 저리고 근육이 경련하는 경우는 허리 부위 신경인 요추교감신경차단술이 도움이 된다. 머리가 멍하고 브레인포그 같은 증상이 있는 경우는 성상신경보다 더 위쪽에 있는 상부 경추 부위를 치료하는 것이 낫다.

다만 이런 치료 역시 의과대학에서 깊이 있게 다루지 않기 때문에, 내가 환자들을 치료하며 얻은 경험을 바탕으로 한 것이라는 점을 밝힌다.

부작용이나 위험성은 없을까?

자율신경 주사 치료는 민감한 부위를 다룬다. 목에는 경동맥, 신경, 식도, 기도 같은 복잡한 기관이 많기 때문이다. 그래서 초음파나 엑스레이 기계를 사용해 정확하게 위치를 확인하면서 치료하는 것이 중요하다.

가슴 부위에 주사하는 흉추교감신경차단술에서는 드물게 기흉이 생길 수 있다. 허리 부위 요추차단술에서는 복강 장기나 혈관 손상의 위험이 있을 수 있다. 엉덩이에 맞는 단순 주사처럼 가볍게 생각해서는 안 된다. 그러나 경험 많은 의사에게 주사 치료를 받으면 신기할 정도로 효과를 느낄 수 있을 것이다.

치료는 몇 번이나 받아야 할까?

일반적으로는 5~6회 이상 치료를 받아야 효과가 나타나고, 25~30회 정도 권장되기도 한다. 하지만 내 경험으로는

2~3회만 해봐도 효과가 있는지 판단할 수 있다. 급성 증상은 2~3주간 주 2회 치료, 만성 증상은 1~2주 간격으로 6~12회 정도 치료하면 대부분 호전을 보인다.

개인차가 있으므로 치료 횟수에 정해진 답이 없지만, 약 80퍼센트의 환자에서 증상이 50~90퍼센트 정도 좋아지는 결과를 보인다. 물론 정확한 진단과 적절한 치료가 선행돼야 한다.

증상 개선은 꾸준히 나아지는 직선형보다, 오르락내리락 하는 곡선형에 가깝다. 증상이 나아졌다가 다시 나빠지기도 하지만, 전체적으로 보면 조금씩 좋아진다. 마치 언덕길을 따라 내려가듯 서서히 증상이 완화되는 과정을 겪는 것이다.

자율신경은 호르몬, 면역 시스템과 연결되어 있다

자율신경은 단순히 몸의 긴장 상태만 조절하는 신경이 아니다. 우리 몸의 호르몬 분비를 조절하는 '시상하부-뇌하수체-부신 축HPA 축'과 면역 시스템과도 아주 밀접한 관련이 있다. 이건 개인적인 의견이 아니라 여러 논문에서 밝혀진 내용이다. 다만 아쉽게도 국내 의과대학 교과서에는 이에 대한 내용이 거의 없고, 병원 진료를 보러 간 환자들에게도 이와 관련된 설명을 듣기란 어렵다. 실제로 많은 의사가 자율신경의 역할에 관해 깊이 배우지 않는다.

나 역시 신경외과 전문의지만, 전공의 시절에는 자율신경에 대해 거의 배우지 못했다. 이후 개원하고 환자를 직접 진료하면서 환자들의 증상과 회복 과정을 통해 스스로 터득해 온 내용이 대부분이다.

2022년에 발표된 한 최신 논문을 소개하고자 한다. 이 논문은 국소마취제를 이용한 신경차단술, 즉 자율신경을 잠시

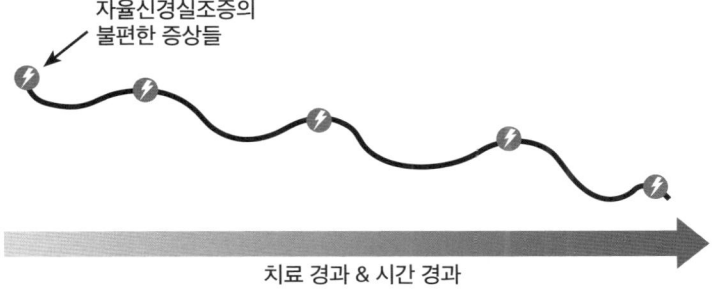

마취시키는 치료가 어떻게 전신에 영향을 줄 수 있는지를 설명해준다.

이 논문에 따르면, 스트레스가 인체에 작용할 때 처음에는 자율신경이 반응하고, 이어서 시상하부-뇌하수체-부신 축, 그리고 면역 시스템이 뒤따라 반응하게 된다. 이 관계를 입증하기 위해 '면역조직화학 염색'이라는 기법을 사용했다. 특정 바이러스를 색으로 표시해서 몸 안에 넣고, 그 바이러스가 교감신경과 부교감신경을 따라 어떻게 이동하는지 추적한 것이다. 그 결과 바이러스는 실제로 뇌의 특정 부위까지 도달했다. 이는 자율신경을 통한 신호 전달이 뇌까지 영향을 미친다는 걸 의미한다.

특히 이 바이러스가 도달한 뇌의 부위 중에는 시상하부와 뇌하수체가 포함되어 있다. 이 부위는 우리 몸의 호르몬 분비를 조절하는 중추 기관이다. 그뿐 아니라 감정과 기억을 담당하는 전두엽, 측두엽에도 영향을 준다. 자율신경의 자극은 골수, 흉선, 림프절, 비장, 위장 같은 면역 기관에도 나타난다. 결국 자율신경은 호르몬 분비와 면역 기능 모두를 조절하는 중요한 역할을 한다는 의미다.

자율신경차단술의 장기적인 효과

자율신경 치료에 사용되는 신경차단술은 보통 30분 이내로 끝나는 비교적 짧은 시술이다. 이 시간 동안 교감신경과 부교감신경을 마취하게 되는데, 이 과정에서 뇌의 특정 부위와 면역 시스템에 자극을 주거나 억제하는 변화가 발생한다.

이 자극은 일시적인 것 같지만, 뇌의 신호전달 체계나 면역 시스템을 다시 조율하는 데 영향을 줄 수 있다. 쉽게 말해, 신호전달 체계를 '리셋'하거나 '재조정'하는 효과를 기대할 수 있다는 것이다. 단순한 통증 완화를 위한 마취가 아니라, 몸 전체의 균형을 바로잡는 신호가 될 수 있는 치료다.

요즘은 인터넷이 발달해 환자 스스로 공부를 많이 해서 의사만큼이나 해박한 사람도 많다. 이런 사람이나 자율신경에 관심 있는 의료인들에게도 도움이 될 만한 내용을 하나 더 덧붙이고자 한다.

아직 논문으로 발표되지는 않았지만, 치료 부위에 따라 효과가 달라질 수 있다는 것이 내 경험에서 얻은 결론이다. 어떤 자율신경을 마취하느냐에 따라 자극되는 호르몬 기관이나 면역 시스템의 반응이 달라진다는 것이다. 예를 들어 우리가 흔히 아는 성상신경 외에도 다양한 신경절이 뇌나 면역계에 영향을 줄 수 있다.

자율신경계는 아직 밝혀지지 않은 부분이 많고, 교감신경과 부교감신경을 어떻게 조절하느냐에 따라 신체 반응이 달라질 수 있다. 그러므로 치료 부위를 적절히 선택하는 것도 중요한 포인트가 된다.

뇌를 자극하는
TMS 치료

뇌에 전기 자극을 일으켜 신경계 질환을 치료

TMS는 '경두개 자기자극 치료'라고 부르며, 머리에 자기장을 이용해 자극을 주는 치료다. 통증이 있을 때 허리나 어깨에 물리 치료를 받듯, 뇌에 물리적인 자극을 주어 치료 효과를 얻는 방식이라고 보면 된다.

뇌는 두개골이라는 단단한 뼈로 싸여 있다. 그래서 일반적인 물리 치료 방식으로는 뇌에 자극을 줄 수 없다. 자기장은 두개골을 투과할 수 있으므로, 이를 이용해 뇌를 자극하는 것이 TMS의 원리다.

TMS는 영어로 'Transcranial Magnetic Stimulation'의 줄임말이다. 'Transcranial'은 머리를 통과한다는 뜻이고, 'Magnetic Stimulation'은 자기 자극을 준다는 뜻이다. 즉 자기장을 뇌에 투과시켜 전기 자극을 일으키는 방식이다.

자기장이 두개골을 지나 대뇌피질에 도달하면 그곳에 전기장을 만들어 뇌의 신경세포 활동을 자극하거나 억제할 수 있다. 이로 인해 뇌 표면에서 시작된 자극이 더 깊은 부위까지 전달되며, 다양한 신경계 질환 치료에 활용된다.

TMS는 비교적 최근에 임상 치료에 도입된 방법이다. 처음에는 1985년경 연구를 통해 뇌의 특정 부위를 자극하는 방법으로 소개되었고, 1995년에는 미국 국립보건원에서 TMS를 이용한 우울증 치료 효과를 발표했다. 이후 2008년에 미국 FDA에서 우울증 치료 효과를 공식적으로 인정하면서 본격적으로 의료현장에서 활용되기 시작했다. 즉, 임상에서 널리 사용된 지는 15년 정도밖에 되지 않은 최신 치료 기술이다.

현재는 우울증뿐 아니라 수면장애, 편두통, 어지러움, 이명 같은 다양한 신경계 증상은 물론, 파킨슨병이나 뇌졸중과 같은 노인성 뇌질환에도 연구와 치료가 진행되고 있다.

TMS가 자율신경실조증에도 효과가 있을까?

자율신경실조증 환자들은 종종 우울증, 불안, 수면장애, 두통, 어지러움, 이명 같은 증상을 함께 겪는다. TMS는 뇌의 특정 부위를 자극해 '세로토닌'이라는 호르몬 분비를 촉진하는 치료다.

세로토닌은 흔히 '행복 호르몬'이라 불리며, 기분을 안정시키고 자율신경 기능에도 영향을 준다. 세로토닌이 충분히 분비되면, 수면 호르몬인 멜라토닌도 잘 만들어진다. 그렇기 때문에 수면장애 개선에도 도움이 된다.

물론 TMS가 자율신경실조증 치료를 위한 공식적인 적응증으로는 포함되어 있지 않다. 하지만 이와 관련된 여러 증상을 완화하는 데 적합한 치료라고 할 수 있다.

개인적인 경험으로는, TMS만 단독으로 시행하는 것보다 자율신경 주사 치료와 병행했을 때 효과가 더 좋았다. 경추 부위의 교감신경 차단술만으로도 뇌의 혈류가 좋아지고 호르몬 분비가 자극된다. 이 시점에 TMS를 함께 시행하면 자극 효과가 배가된다. 실제로 이 두 가지 치료를 병행했을 때 훨씬 더 나은 결과를 경험했다.

TMS는 얼마나 자주 받아야 할까?

TMS 치료는 한 번에 30분 정도가 소요된다. 기기를 만든 의료기기 회사나 대부분의 연구에서는 하루에 한 번씩, 총 20회 정도 치료받는 것을 권장한다. 매일 또는 이틀에 한 번 치료받는 게 가장 효과적이라는 의미다. 하지만 현실적으로 바쁜 사람들에게는 쉽지 않은 치료 일정이다.

그렇기 때문에 자율신경 주사 치료와 병행하면, TMS 치료 횟수를 줄이면서도 더 좋은 효과를 기대할 수 있다. 다만 뇌의 어느 부위를 어떤 방식으로 자극하느냐에 따라 효과가 달라질 수 있다. 그렇기 때문에 주사치료와 TMS를 무조건 같이 시행한다고 해서 항상 효과가 더 좋은 것은 아니다. 경우에 따라서는 자극이 상반되어 효과가 없거나 떨어질 수도 있다.

그래서 중요한 것은 개인의 증상에 맞게 치료 방법을 조절하고 조합하는 것이다. 증상에 따라 주사 치료와 TMS를 적절히 병행한다면, 각각을 단독으로 시행하는 것보다 훨씬 좋은 결과를 기대할 수 있다.

향기로 다스리는 아로마 치료

향기로 되찾는 신경의 균형

이 책을 읽고 있는 사람이라면, 스트레스로 인해 자율신경이 무너지고 그로 인해 수많은 증상과 불편이 생긴다는 사실에 꽤 놀랐을지도 모르겠다. 자율신경실조증은 단순히 병원 치료만으로 해결되는 문제가 아니다. 주사 치료나 물리 치료 등이 도움을 줄 수 있지만, 병원 치료만큼이나 중요한 것이 일상 속 자가 관리다.

하지만 자율신경을 건강하게 관리하라는 말은 막연하게 느껴질 수 있다. 그래서 앞서 두통 마사지, 복식호흡, 발 마사지, 림프 순환, 냉온욕처럼 실생활에서 실천할 수 있는 방법들을 언급했다. 이번에는 조금 다른 방식의 자가 관리법으로 '아로마테라피'를 소개하고자 한다.

신경외과 의사가 대체의학에 관심을 갖게 된 이유

신경외과는 주로 뇌나 척추를 수술로 치료하는 분야이고, 신경과나 재활의학과는 약물이나 운동, 물리 치료로 접근한다. 나는 신경외과를 전공하면서, 단순히 글이나 영상이 아닌 실제 수술 과정을 통해 신경계를 눈으로 보고 직접 경험하고 싶었다. 이러한 경험들이 환자의 신경계를 보다 입체적으로 이해하고 치료하는 데 큰 도움이 되었다고 생각한다.

나는 오래전부터 대체의학에도 관심이 많았다. 학창시절에는 인도로 여행을 떠나 요가를 수련하고, 아유르베다 같은 전통 의학도 체험해봤다. 얼핏 보기엔 신경외과와 대체의학이 정반대의 세계 같지만, 결국엔 우리 몸의 신경계를 편안하고 안정적으로 만들어주는 공통된 목표를 가지고 있다.

아로마테라피는 대표적인 대체의학 중 하나로, 스트레스를 줄이고, 몸과 마음을 편안하게 해주는 데 도움을 주는 방법이다. 실제로 많은 사람이 향기를 통해 위로를 받고 힐링을 경험하고 있다.

아로마는 어떻게 뇌에 영향을 줄까?

현대의 병원 치료는 스트레스성 질환에 대해 주로 약물 치료에 의존하고 있지만, 최근에는 심리 치료, 음악 치료, 향기 요법(아로마), 운동 치료 같은 보완 대체 요법에도 관심이 커지고 있다. 그중에서도 아로마는 스트레스 완화와 신경 안정 작용으로 주목받는 분야다.

아로마 오일은 자연의 식물과 꽃에서 추출된 향을 이용한다. 자연에서 자란 식물은 외부 환경에 적응하며 살아남기 위해 강한 생명력을 갖고 있고, 그 에너지를 고스란히 품고 있다. 그래서 아로마 오일은 단순한 향기를 넘어, 우리 몸에 긍정적인 생리적 반응을 일으킬 수 있는 치유 에너지를 담고 있다고 여겨진다. 실제로 아로마는 고대부터 다양한 증상의 치료에 사용되어왔고, 최근에는 과학적으로도 그 효과가 입증되고 있다.

향을 맡는다는 것은 단순히 냄새를 인식하는 것을 넘어선다. 향은 코 안쪽의 점막에 있는 후각세포를 통해 흡수되고, 이 자극은 신경을 따라 뇌로 전달된다. 특히 뇌의 변연계라 불리는 영역으로 이어지는데, 이 부위는 감정, 자율신경, 기억, 동기부여 등과 관련된 중요한 기능을 한다.

대뇌피질이 '논리적 판단'을 담당한다면, 변연계는 '하고 싶게 만드는' 동기부여의 중심이다. 아르마는 이 변연계를 자극함으로써 우리의 감정 상태와 자율신경 기능을 조절하는 데 관여할 수 있다. 다시 말해, 향기를 맡는 것만으로도 우리의 신경 시스템은 안정되고 회복될 수 있다.

내 몸 안의 불로초, 줄기세포

줄기세포 치료가 자율신경실조증에 도움이 될까?

흔히 줄기세포라고 하면 미용 시술을 먼저 떠올리는 경우가 많다. 실제로 줄기세포는 피부의 탄력을 높이고 주름을 줄이며, 지방이식을 할 때 생착률을 높이는 데 사용되기도 한다. 이와 더불어 최근에는 퇴행성 관절염, 혈관순환 질환, 협심증, 크론병 같은 다양한 질환의 치료에도 활용되고 있다.

줄기세포가 이렇게 만능 기능을 가지고 있는 이유는 무엇 때문일까? 줄기세포란 이름처럼 뿌리에서 줄기가 나와 가지를 뻗듯, 여러 세포로 변할 수 있는 특별한 세포를 말한다.

일반 세포는 한 가지 일만 할 수 있지만 줄기세포는 아직 특정 세포로 분화되지 않은 상태, 즉 미분화 세포이기 때문에 각종 조직 재생이나 치료에 활용될 수 있는 것이다. 심지어 암세포도 면역세포의 줄기세포 기능이 극대화된다면 자연 소멸될 수 있다. 늙은 세포는 건강한 세포로 교제하기 때문에 항노화 작용도 하는 '내 몸 안의 불로초'로 불린다.

흔히 치료에 사용되는 줄기세포는 '성체줄기세포'를 일컫는 말이다. 성체줄기세포란 말 그대로 성체, 즉 이미 태어난 사람의 피나 뼈, 지방 등의 장기 및 기관에 존재하는 줄기세포로 배아줄기세포와는 다르다.

성체줄기세포 치료는 줄기세포를 분리하고 농축한 뒤 혈관에 주사하는 시술이다. 특정 질병을 치료하는 완전한 치료제는 아니지만, 내 몸의 손상 부위를 스스로 찾아가서 자리를 잡는 '호밍 효과homing effect'를 기대할 수 있다. 줄기세포는 치료자가 목표한 장기보다는 손상된 부위를 우선적으로 감지하고 스스로 이동해 정착하기 때문이다. 그런 점에서 줄기세포는 내 몸의 문제를 가장 잘 아는 의사라고 할 수 있다.

잘못된 줄기세포 치료 방식에 유의하자

그러나 같은 사람에게서 채취한 줄기세포라도 다음 세 단계에 따라 효과는 매우 다를 수 있다.

1. **치료 전 준비**

    내 몸이 줄기세포를 잘 받아들일 수 있는지 자율신경 상태 등을 통해 확인하는 것이 중요하다.

2. **채취 과정의 숙련도**

    줄기세포를 손상 없이 잘 추출해야 실제 치료에 쓰일 수 있는 세포 수가 많다.

3. **주사 후 관리**

    줄기세포가 잘 작용하도록 도와주는 사후 처치가 중요하다.

또 줄기세포 치료에 관심이 있는 사람이라면 꼭 알아야 할 내용이 있다. 간혹 줄기세포 치료를 받았다고 말하는 사람의 설명을 듣다 보면 당황스러운 경우가 종종 있다. 그래서 줄기세포 치료를 고려하는 사람들에게 절대 권하고 싶지 않은 두 가지 경우에 대해 당부하고자 한다.

1. 골수나 지방에서 추출한 성체줄기세포를 냉동 보관해두고 여러 차례에 걸쳐 나눠서 맞는 경우

국내에서 합법적으로 허용된 줄기세포 치료는 특정 질환에 한정되어 있으며, 그 외에는 줄기세포를 배양할 수 없다. 다시 말해 줄기세포의 수가 애초에 매우 부족한 상태인데, 그 적은 양을 냉동해두고 나눠서 사용하는 것은 치료 효과 면에서 매우 비효율적이다.

줄기세포는 냉동했다가 해동하면 활성이 떨어질 수 있다. 성체줄기세포가 지닌 중요한 특성 중 하나인 성장인자 활성도도 급격히 감소할 수 있어 주의가 필요하다. 따라서 이런 방식의 치료는 권하지 않는다.

2. 정맥에서 혈액을 채취해 줄기세포를 분리하고 다시 정맥으로 넣는 경우

이를 흔히 '혈액 줄기세포 치료'라고 설명하는데, 개인적으로 납득하기 어려운 방식이다. 줄기세포는 원래 골수나 지방 등 조직 속에 저장된 상태로 존재하다가 필요한 경우에만 혈액 중으로 나와 손상된 장기를 치유하거나 회복시키는 역할을 한다.

그런데 이미 혈액 중에서 활동하고 있는 줄기세포를 굳이 다시 뽑아서 다시 주입하는 건, 예를 들면 자동차에 휘발유가 부족해 주유소에 갔더니 내 차에서 휘발유를 빼서 다시 넣어주는 상황과 다르지 않다.

물론 골수나 지방의 줄기세포도 내 몸에 있는 것이지만, 이는 '현재 사용되지 않고 저장되어 있는 줄기세포'다. 이 줄기세포를 추출해서 혈액 속으로 주입하면 실제로 작용할 수 있는 활성 줄기세포가 되는 것이다. 그런 점에서 혈액에서 꺼낸 줄기세포를 다시 주입하는 행위는 이론적으로나 실용적으로 큰 의미가 없다고 생각한다.

줄기세포 치료를 고민 중인 사람이 있다면 이런 내용이 도움이 되었으면 한다. 동시에 무분별한 줄기세포 광고에 현혹되지 않도록 주의하길 바란다.

자율신경실조증과 줄기세포 치료

성체줄기세포는 골수나 지방에 저장되어 있다가 필요할 때 혈액으로 분비되어 손상 부위를 치료한다. 하지만 몸의 상태가 좋지 않으면 줄기세포 분비량이 줄어들 수 있다.

이럴 때는 의학적으로 줄기세포를 추출해 혈관에 주입함으로써 부족한 줄기세포를 보충할 수 있다. 난임에서 배란 유도 치료를 하는 것과 같은 원리다.

줄기세포 치료는 자율신경 주사 치료와 함께하면 효과가 배가될 수 있다. 실제로 미국 학술지 《세포Cell》에는 교감신경이 줄기세포의 기능을 조절한다는 논문이 실린 바 있다. 즉 자율신경이 건강하면 줄기세포의 양과 질 모두 향상될 수 있다는 것이다.

실제 사례를 들어보겠다. 58세의 여성 환자가 혈관염으로 인한 허혈성 뇌혈관 질환 진단을 받았다. 지속적인 두통, 어지럼증, 브레인포그, 시야 저하, 감각 및 근력 저하 등의 증상이 있었다. 두 차례 줄기세포 치료 후 혈관이 막혔던 부위가 회복되고, 미세 혈관이 다시 나타나는 영상 결과도 확인되었다. 시력은 회복되지 않았지만, 뇌혈류 개선과 증상 완화에는 효과가 있었다.

줄기세포는 손상된 신경을 직접 재생시키기보다는, 염증을 줄이고 신경이 제 기능을 할 수 있도록 돕는 역할을 한다. 그러므로 줄기세포는 자가 면역 질환이나 만성 염증성 질환에서 매우 유용한 치료 도구가 될 수 있다.

혈관에 생긴 염증, 줄기세포 치료의 효과

혈관에도 염증이 생길 수 있다. 이를 혈관염이라고 부른다. 혈관벽에 감염이나 면역계 이상이 생기면 혈액이 잘 흐르지 못하고, 이로 인해 조직이 손상되거나 미세한 출혈이 생길 수 있다. 혈관염은 감염 이후 몸살처럼 열이 나거나 관절통, 복통, 감각 이상, 근력 저하 같은 증상을 유발한다.

진단은 혈액검사나 영상검사, 조직검사를 통해 이루어지며, 일반적으로 스테로이드나 면역억제제를 사용해 치료한다. 자주 재발하고 호전과 악화를 반복하는 경우가 많다.

이에 관해 최근 주목받고 있는 방법 중 하나가 줄기세포 치료다. 줄기세포는 손상된 조직을 회복시키거나, 염증과 면역 반응을 조절하는 데 효과가 있을 수 있다.

줄기세포는 크게 세 가지로 나뉜다. 첫째는 배아줄기세포로, 분화 능력은 뛰어나지만 윤리적인 문제가 있다. 둘째는 유도만능줄기세포(역분화줄기세포)로, 다양한 세포로 바꿀 수 있지만 암이나 돌연변이 위험이 있어 실용성이 떨어진다. 셋째는 성체줄기세포다. 분화 능력은 상대적으로 낮지만 안전성이 높아 실제 치료에 가장 널리 사용되고 있다.

국내에서는 자가 지방이나 골반뼈에서 성체줄기세포를 추출해 본인에게 다시 사용하는 방식이 가능하다. 다만 줄기세포 배양에 대한 규제가 있어 외국에 비해 실제 치료에 제약이 있는 것이 현실이다. 2020년부터 재생의료 관련 법이 시행되며 점차 융통성이 생기고는 있지만, 아직까지 체감할 정도의 변화는 크지 않다.

줄기세포의 핵심 기능은 염증과 면역 조절

줄기세포가 손상된 세포를 완전히 대체할 수 있는가에 대해선 전문가들 사이에서도 의견이 분분하다. 성체줄기세포는 조직을 새로 만들기보다는 염증을 줄이고 면역 반응을 조절하는 기능에 더 중점을 둔다. 골수에 있는 조혈모세포는 다양한 면역세포로 분화할 수 있어 면역 기능 회복에 효과가 있다는 데에는 이견이 없다.

유럽을 중심으로 성체줄기세포를 면역 관련 질환 치료에 활용하는 사례는 계속 증가하고 있다. 자가 면역 질환이나 혈관염에서도 이러한 면역 조절 기능을 바탕으로 한 줄기세포 치료의 활용 가능성이 커지고 있다.

앞서 예를 든 58세 여성 환자 또한 뇌혈관에 생긴 염증으로 인해 지속적인 어려움을 겪고 있었지만 줄기세포 치료와 면역 강화 치료를 받은 후 눈에 띄게 증상을 호전시킬 수 있었다.

물론 줄기세포 치료가 모든 환자에게 동일한 효과를 보이는 것은 아니다. 중요한 것은 치료 시점이다. 너무 오래 방치한 경우에는 혈관 손상이 되돌리기 어려운 경우가 많다. 스펀지 위에 돌을 올려뒀다가 오랜 시간이 지나면 자국이 남듯이, 혈관도 오랜 시간 막혀 있으면 회복이 쉽지 않다.

줄기세포는 손상된 신경 자체를 재생하는 것이 아니라, 염증을 줄이고 신경이 잘 작동할 수 있도록 주변 환경을 개선하는 역할을 한다. 따라서 염증이 원인일 경우, 줄기세포의 염증 조절 및 면역력 강화 기능이 치료에 도움이 될 수 있다.

나가는 글

　현대의학의 발달 속도는 매우 빠르다. 나날이 발전하는 인공지능이나 과학기술의 도움으로 암이나 난치성 질환에 대한 새로운 진단법이나 치료법에 대한 연구도 활발하다. 하지만 이런 와중에도 스트레스 때문에 발생하는 다양한 증상이나, 이러한 질환을 포함하는 자율신경의 문제는 현대의학의 발전 속도와 동떨어진 면이 많다.

　자율신경 치료가 현대의학의 발달 속도보다 뒤처지는 현상에는 여러 가지 이유가 있을 수 있다. 명확한 진단이나 치료법을 찾기가 힘든 경우도 많고 자율신경실조증이 너무도 다양한 증상을 포함하는, 애매모호한 질환이기 때문일 수도 있다. 또 한편으로는 글로벌 제약사나 의료기 회사 입장에서 연구개발이나 투자를 할 정도로 매력을 못 느끼기 때문일 수도 있다.

하지만 사회가 발달할수록 스트레스에 노출되고, 누적된 스트레스로 인해 내 몸의 기관이 조금씩 병들어가는 이들은 늘어나고 있다. 문제는 자율신경실조증이 서서히 악화되면서 더욱 많은 증상을 야기한다는 점이다. 그러나 다양한 검사를 진행해도 특별한 원인을 찾지 못하고 전전긍긍하는 환자가 너무나 많다.

이 책에서 소개하는 사례들은 자율신경실조증의 대표적인 증상들이라고 할 수 있다. 원인을 찾지 못하고 고통받는 사람들도 기본적인 지식이 있다면 난치성 질환의 해결책을 찾을 수 있다는 점을 꼭 기억했으면 좋겠다.

"만병의 원인은 스트레스"라는 상투적인 말은 자율신경실조증에도 그대로 적용이 된다. 나에게 어떤 스트레스가 있는지, 그것이 내 병의 원인이 되고 있지는 않은지 생각해보자. 스트레스를 해소하고 대처하는 방법을 조금씩 찾아나가자.

KI신서 13634
아무 이상 없다는데 계속 아픈 당신에게

1판 1쇄 인쇄 2025년 6월 12일
1판 1쇄 발행 2025년 6월 27일

지은이 오민철
펴낸이 김영곤
펴낸곳 ㈜북이십일 21세기북스

인생명강팀장 윤서진 **인생명강팀** 박강민 유현기 황보주향 심세미 이수진 이현지
디자인 유어텍스트
마케팅팀 남정한 나은경 한경화
영업팀 한충희 장철용 강경남 황성진 김도연
제작팀 이영민 권경민

출판등록 2000년 5월 6일 제1406-2003-061호
주소 (10881) 경기도 파주시 회동길 201(문발동)
대표전화 031-955-2100 **팩스** 031-955-2151 **이메일** book21@book21.co.kr

㈜북이십일 경계를 허무는 콘텐츠 리더

21세기북스 채널에서 도서 정보와 다양한 영상자료, 이벤트를 만나세요!
페이스북 facebook.com/jiinpill21 포스트 post.naver.com/21c_editors
인스타그램 instagram.com/jiinpill21 홈페이지 www.book21.com
유튜브 youtube.com/book21pub

서울대 가지 않아도 들을 수 있는 명강의! 〈서가명강〉
서가명강에서는 〈서가명강〉과 〈인생명강〉을 함께 만날 수 있습니다.
유튜브, 네이버, 팟캐스트에서 '서가명강'을 검색해보세요!

ⓒ 오민철, 2025
ISBN 979-11-7357-344-6 04510
　　　979-11-7117-537-6 (세트)

- 이 책 내용의 일부 또는 전부를 재사용하려면 반드시 ㈜북이십일의 동의를 얻어야 합니다.
- 잘못 만들어진 책은 구입하신 서점에서 교환해드립니다.
- 책값은 뒤표지에 있습니다.

45가지 작은 습관으로
평생 건강해지는 중년 건강 필독서

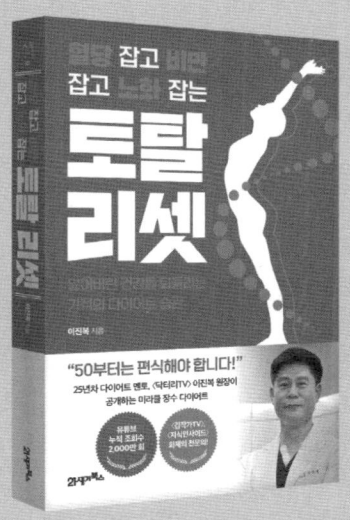

『혈당 잡고 비만 잡고 노화 잡는 토탈 리셋』
이진복 저 | 300쪽 | 19,800원

당 관리, 최적의 식사 타이밍, 생활 밀착형 운동 습관까지,
전 국민 다이어트 멘토, 〈닥터리TV〉 이진복 원장의
미라클 장수 다이어트!

25년간 다이어트 멘토로 활약한 〈닥터리TV〉 이진복 원장의 다이어트 노하우를 담은 첫 책이다. 혈당 관리 실패가 어떻게 당뇨에서 비만까지 이어지는지를 꼬집으면서 악순환을 끊고 건강한 몸으로 돌아가는 방법을 제시한다. 다이어트를 생활 전반에 녹일 때 우리 몸에 나타나는 변화부터 손쉬운 식단 관리 원칙과 운동 요령, 그리고 저속노화의 주안점까지 이 책에 모두 담겨 있다.

국내 사망 원인 1위, 암을 예방하는 궁극의 건강 습관

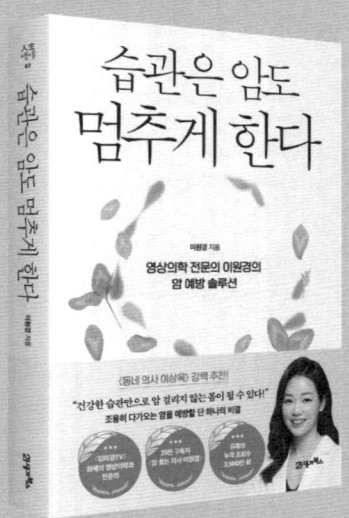

『습관은 암도 멈추게 한다』
이원경 저 | 316쪽 | 22,000원

**암과 각종 질병 예방부터 건강한 생활 습관까지,
영상의학 전문의 이원경의 질병 예방 비법 92**

31만 구독자를 보유한 유튜브 채널 〈암 찾는 의사 이원경〉의 첫 책이다. 영상의학과 전문의로서 30,000여 명의 환자를 진료한 이 원장은 인간의 몸에 어떻게 암세포가 똬리를 트는지 무수한 데이터를 통해 체감한 사람으로서, 이 책에서 각종 나쁜 습관에서 비롯된 암의 유형을 조목조목 살펴보고 적절한 치료 및 예방 지식을 제시한다.